「解くだけ」で脳が10歳若返る！

5分間脳トレ

脳活性トレーナー／追手門学院大学特別顧問
児玉光雄
Mitsuo Kodama

プレジデント社

はじめに
70歳、80歳になっても脳は成長し続ける

　「機能的に、人間の脳は20歳頃がピークである」という有力な説があります。

　一時「年を取るにつれて脳細胞は毎日10万個死滅していく」という説も話題になりました。それらの説の真偽はともかく、歳を取るにつれて脳が機能低下していくことは間違いありません。つまり、使わなければ脳細胞は死滅する運命にあるのです。

　近年、最新機器を駆使した脳に関する研究が飛躍的な進歩を遂げました。ＰＥＴ（陽電子放射断層撮影装置）をはじめとするものです。その結果、脳の活性度が詳細に解明されるようになりました。

　最近、なんとなく記憶力、直感力、創造力の低下を感じるようになったという人も少なくないのではないでしょうか。実際、40歳を過ぎると、脳の機能低下に大きな個人差が生じ始めます。40代で脳の機能が60代にまで低下した人がいるかと思えば、70代でもバリバリ行動する人たちもいます。そういった人たちのなかには、40代の脳の機能を維持している人も珍しくありません。

　たとえ80歳を超えても、積極的に脳を使って行動的な日々を過ごしている人たちの脳は成長し続けます。専門的にはこれを「脳の可塑性」と呼んでいます。脳を使っている限り、死ぬまで脳は新しいネットワークを作り続けることができるのです。

　反対に、刺激のない生活を繰り返していたり、自分から進んで脳を使おうという意欲がなければ、脳は着実に退化していきます。つまり、前向きな生き方をすることが、脳を活性化させて充実した人生を約束してくれるのです。

あなたは下記の項目に思い当たることはありませんか？

□ 物忘れが目立つようになった
□ 目の前の仕事や作業に集中できない
□ なかなかアイデアが浮かんでこない
□ 近頃めっきりやる気が衰えてきた
□ 最近活動的でなくなったように感じられる

　もし、5つの項目のうち3つ以上心当たりのある人は、明らかに脳の機能が低下しています。

　それでは脳を活性化させる特効薬は何でしょう？　カナダのトロント大学で大規模な研究が行なわれました。65歳以上の認知症患者2万5千人以上を対象にした実験です。栄養を補填するサプリメント、運動、脳トレパズルなど32種類の行動を検証した結果、「脳トレパズルを解くことが最も認知症発症のリスクを低下させる」という結論が出たのです。しかも「その訓練を持続させなければ効果が出ない」という結論も出ました。

　1日5分間でいいので、この本に収録された問題を解く習慣を身につけてください。毎日同じ時間に同じ場所で問題を解くことにより、自然に脳の活性化が図られ、脳の老化防止になるのです。

2018年7月

児玉光雄

「解くだけ」で脳が10歳若返る！　5分間脳トレ　もくじ

はじめに ……… 2

1週目
まずは頭の準備運動から

1日目……… 6	6日目……… 16
2日目……… 8	7日目……… 18
3日目……… 10	解答 ……… 20
4日目……… 12	コラム……… 24
5日目……… 14	

2週目
5分間で記憶力を鍛える

8日目……… 26	13日目 ……… 36
9日目……… 28	14日目 ……… 38
10日目……… 30	解答 ……… 40
11日目……… 32	コラム……… 44
12日目……… 34	

3週目
5分間で記憶力を取り戻す

15日目 ……… 46	20日目 ……… 56
16日目 ……… 48	21日目 ……… 58
17日目……… 50	解答 ……… 60
18日目 ……… 52	コラム……… 64
19日目 ……… 54	

4週目
5分間で記憶力を定着させる

22日目 ………66	27日目 ………76
23日目 ………68	28日目 ………78
24日目 ………70	解答 ………80
25日目 ………72	コラム………84
26日目 ………74	

5週目
5分間でさらに記憶力を強化する

29日目………86	解答 ………92
30日目………88	コラム………94
31日目……… 90	

6週目
5分間で心身ともに10歳若返る！

32日目………96	36日目 ………104
33日目………98	37日目 ………106
34日目………100	解答 ………108
35日目………102	

おわりに ………111

本書の使い方

①毎日、時間を決めて解きましょう。「1日5分」が目安です。

②答え合わせをします。解けなかったところは解説を見て学びましょう。

③全問解き終わったら、解けなかったところを中心に、再度1日目から解きます。

「時間を決める」＋「くり返し解く」ことが、脳の活性化につながります。

今日から「1日5分間は脳トレの時間」と決めて、継続して取り組むようにしましょう。

1週目

まずは頭の準備運動から

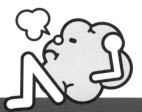

1日目 1週目　※答えは20ページ

Q1 次の四角の中に、1〜20までの数字がバラバラに入っています。ただし、2つだけ数字が欠けています。その数字は何でしょうか。探して解答欄に書きましょう。

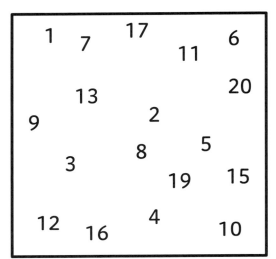

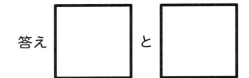

Q2 次の空欄に当てはまる最適な言葉は何でしょう。ひらがなを記入してください。

❶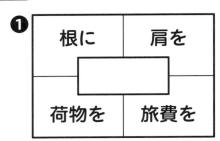

❸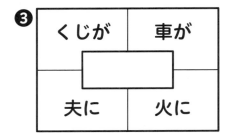

❷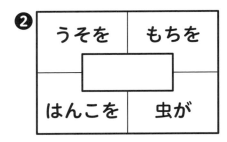

❹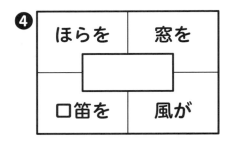

まずは頭の準備運動から　　1週目

Q3 次の写真の動物の名前を（　）内に記入してください。

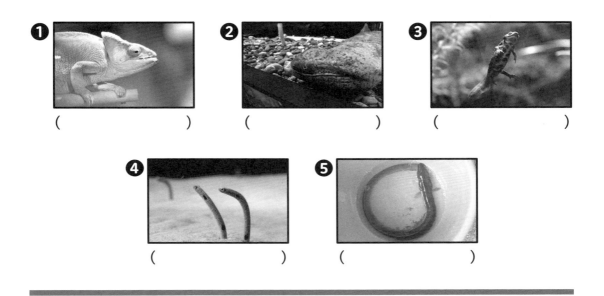

❶ （　　　　　　）　❷ （　　　　　　）　❸ （　　　　　　）

❹ （　　　　　　）　❺ （　　　　　　）

Q4 次の図は、ある規則に従って並んでいます。?に入るのは、Ⓐ〜Ⓔのうち、どれでしょう。

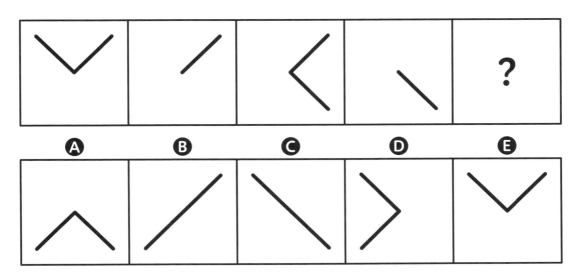

2日目 １週目 ※答えは20ページ

Q1 すべての面が正方形のカステラに、一度だけナイフを入れて切り口が正六角形になるように切るとしたら、どのように切ればいいでしょうか。

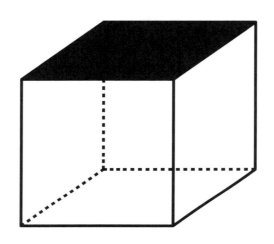

Q2 次の5つの漢字の一部を組み合わせて二字熟語を作ってください。

① 羊 + 尹 + 友 + 口 + 扌 = ☐
② 糸 + 扌 + 立 + 売 + 女 = ☐
③ 子 + 灬 + 犭 + 列 + 皿 = ☐
④ 木 + 口 + 扌 + 隹 + 刀 = ☐
⑤ 十 + 𠆢 + 言 + 井 + 目 = ☐

まずは頭の準備運動から　1週目

Q3 次の❶〜❺は、九州地方の県の形です。それぞれ何県か、（　　）内に記入してください。

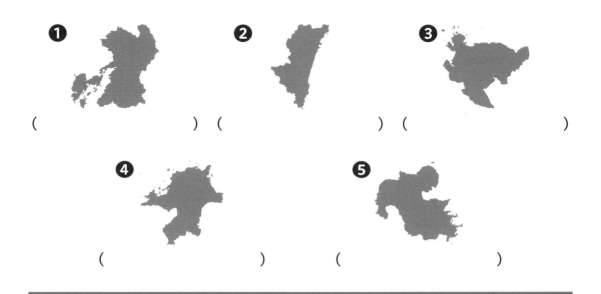

Q4 次の動物のしっぽはどれでしょう。Ⓐ〜Ⓓの中から選んで（　）内に○をつけてください。

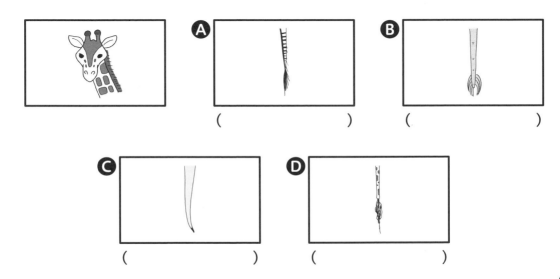

3日目 1週目 ※答えは21ページ

Q1 つまようじ9本で、図のような正三角形を3つ作りました。2本動かして正三角形を4つにしてください。ただし、つまようじは余らせないものとします。

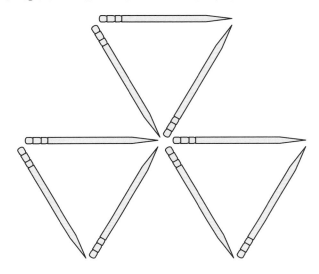

Q2 次の文字を並べ替えて、ことわざを作ってください。

❶ | れ | が | わ | い | ま | そ | ば |

❷ | て | て | か | は | ま | ほ | ね | う |

❸ | て | せ | き | の | へ | き | い | れ | ん |

まずは頭の準備運動から　　1週目

Q3 次の❶〜❺の歴史上の人物を選択肢から選んで、(　　　)内に記入してください。

❶オランダの起電装置エレキテルを復元した蘭学者は(　　　　)である。
❷風刺のきいた黄表紙(洒落本)で人気だった浮世絵師は(　　　　)である。
❸桜田門外の変で殺された江戸幕府の大老は(　　　　)である。
❹17年間日本中を歩いて日本地図を完成させた測量家は(　　　　)である。
❺胸から上の大胆な構図の美人画で名高い浮世絵師は(　　　　)である。

Ⓐ山東京伝　Ⓑ平賀源内　Ⓒ伊能忠敬　Ⓓ写楽　Ⓔ喜多川歌麿　Ⓕ井伊直弼

Q4 次の料理の中で、ニンジン・ジャガイモ・タマネギを使っていない可能性の高いメニューはどれでしょうか。Ⓐ〜Ⓔの中から2つ選んで(　)内に○をつけてください。

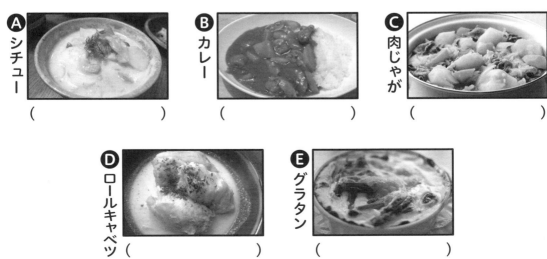

4日目 1週目 ※答えは21ページ

Q1 ❶〜❸の左上と右下を掛けた数と、右上と左下の大きい数字を小さい数字で割って出た数の合計はいくつになるでしょうか。

例

5	56
8	5

5 × 5 + 56 ÷ 8 = 32

❶

4	8
32	7

□ × □ + □ ÷ □ = □

❷

2	9
72	5

□ × □ + □ ÷ □ = □

❸

4	2
6	1

□ × □ + □ ÷ □ = □

Q2 例にならい、上の漢字の一部に共通の部首を付け加えて漢字を作ってください。

例: 冬 吉 且 → 終 結 組

❶ 早 圣 化 → □ □ □

❷ 右 申 土 → □ □ □

部首名: いとへん

部首名:

部首名:

Q3 次の国旗を持つ国の名前を(　)内に記入してください。

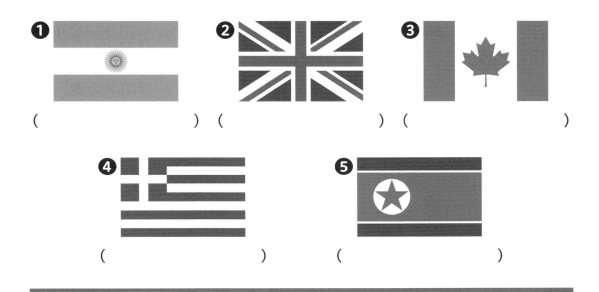

Q4 次の図は、ある規則に従って並んでいます。?に入るのは Ⓐ～Ⓔのうち、どれでしょう。

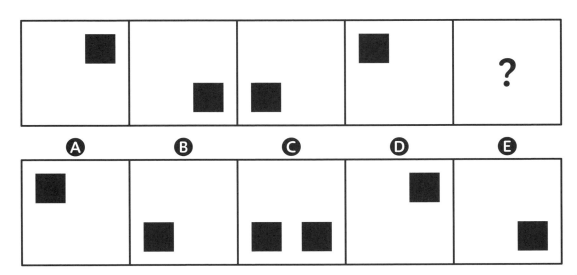

5日目 1週目 ※答えは22ページ

Q1 図の中の数字とアルファベット部分に隠れた数字を掛けたところ、次のような結果になりました。枠内には1〜9、いずれかの数字が入るとすると、A〜Fには何が入るでしょうか。ただし、枠内の数字は重複しないものとします。

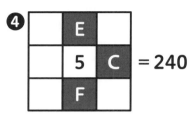

Q2 次の空欄に適切な漢字を入れて、四字熟語を完成させてください。

❶ □載□遇

❷ □骨□身

❸ 優□不□

❹ 言□□断

❺ 雲□霧□

Q3
次の( )内に入る料理名を、選択肢の中から選んで記入してください。不要な料理が2つ含まれています。

❶ フランスの(　　　　　)はズッキーニなどの夏野菜をトマトで煮込んだもの。
❷ インドの(　　　　　)は鶏肉をスパイスやヨーグルトに漬けて焼いたもの。
❸ スイスの(　　　　　)はとけたチーズを串に刺したパンなどに付けて食べる。
❹ タイの(　　　　　)は海老入りの酸っぱくて辛い世界三大スープの一つ。
❺ ベトナムの(　　　　　)は米粉で作った麺に肉のスープをかけて食べる。

Ⓐ トムヤムクン　　Ⓑ リゾット　　Ⓒ ナシゴレン　　Ⓓ フォー
Ⓔ チーズフォンデュ　　Ⓕ タンドリーチキン　　Ⓖ ラタトゥイユ

Q4
ドーナッツに真っすぐ3回ナイフを入れると、最大いくつに切り分けることができるでしょうか。

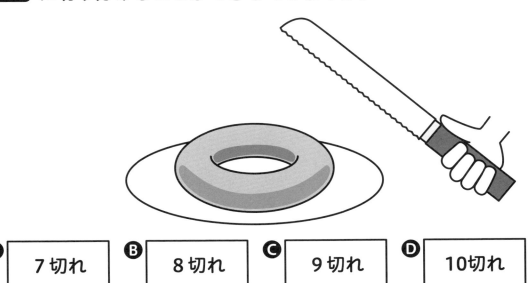

Ⓐ 7切れ　　Ⓑ 8切れ　　Ⓒ 9切れ　　Ⓓ 10切れ

6日目 1週目　※答えは22ページ

Q1 一番右側の?には、どの数の目が入るでしょうか。

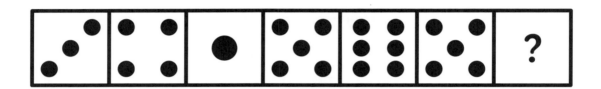

答え □

Q2 次の空欄に当てはまる適切な言葉は何でしょう。ひらがなを記入してください。

❶
気球が	頭に
名案が	情景が

❷
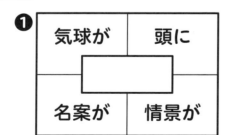

❸
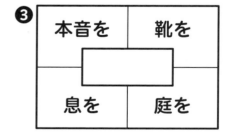

❹
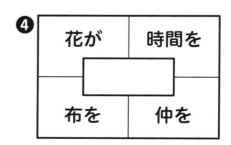

Q3

次の年のオリンピック開催地はどこだったでしょうか。選択肢の中から選んで（　）内に記入してください。

❶2008年夏季（　　　　）

❷1992年夏季（　　　　）

❸2004年夏季（　　　　）

❹2012年夏季（　　　　）

❺1984年夏季（　　　　）

Ⓐ北京　　Ⓑシドニー　　Ⓒバルセロナ　　Ⓓロサンゼルス　　Ⓔ東京
Ⓕロンドン　　Ⓖアテネ　　Ⓗアトランタ

Q4

箱の中に黒玉1個、白玉1個、青玉2個、計4個の玉が入っています。その中から取り出した2個のうち、1個は青玉で、もう一方の玉も青玉である確率はⒶ～Ⓓのどれでしょうか。

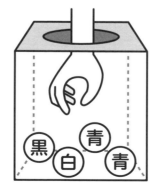

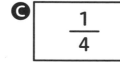

Ⓐ $\frac{1}{2}$　　Ⓑ $\frac{1}{3}$　　Ⓒ $\frac{1}{4}$　　Ⓓ $\frac{1}{5}$

7日目 1週目 ※答えは23ページ

Q1 ❶～❸の図の左上と右下を掛けた数と、右上と左下の大きい数字から小さい数字を引いた数の合計はいくつになるでしょうか。

例
7	44
11	6

$7 \times 6 + 44 - 11 = \boxed{75}$

❶
2	48
8	2

$\square \times \square + \square - \square = \square$

❷
2	81
9	16

$\square \times \square + \square - \square = \square$

❸
3	24
6	2

$\square \times \square + \square - \square = \square$

Q2 次の下線部分は何と読むでしょうか。

❶イベントの<u>出納</u>係を務める。

❷<u>行灯</u>に火をともす。

❸多くの土地を<u>歴訪</u>する。

❹地方を<u>遊説</u>する。

❺<u>悪口雑言</u>をならべる。

まずは頭の準備運動から　　1週目

Q3 次の国の首都を選択肢の中から選んで（　）内に記入してください。なお、不要な首都が2つ含まれています。

❶ギリシャ（　　　　）
❷イタリア（　　　　）
❸オーストラリア（　　　　）
❹インド（　　　　）
❺ベトナム（　　　　）

Ⓐアテネ　　Ⓑロンドン　　Ⓒウィーン　　Ⓓキャンベラ　　Ⓔローマ
Ⓕニューデリー　　Ⓖハノイ

Q4 次の中で、1つだけ種類の異なる動物がいます。それは、どれでしょうか。

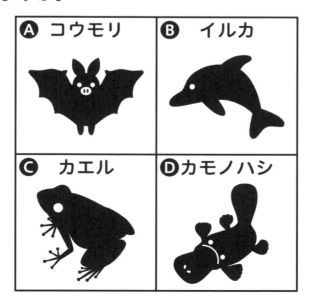

Ⓐ コウモリ
Ⓑ イルカ
Ⓒ カエル
Ⓓ カモノハシ

19

1週目　解答

1日目

Q1

14と18

Q2
❶もつ
❷つく
❸あたる
❹ふく

Q3
❶カメレオン
❷オオサンショウウオ
❸イモリ
❹チンアナゴ
❺ウナギ

Q4

Ⓐ

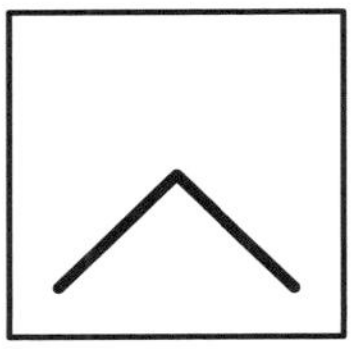

図を見ると、右に進むにつれて「2本の棒が重なる」「1本の棒が90度先に動く」をくり返していることがわかります。よって答えはⒶになります。

2日目

Q1

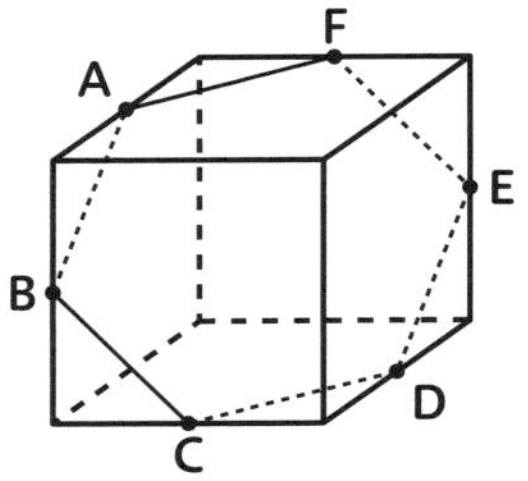

図のように、A～Fまで6つの点を通過する面で切れば正六角形になります。

Q2
❶抜群
❷接続
❸猛烈
❹招集
❺計算

Q3
❶熊本県
❷宮崎県
❸佐賀県
❹福岡県
❺大分県

Q4

Ⓓ

Ⓐはシマウマ、Ⓑはゾウ、Ⓒはカンガルーです。

20

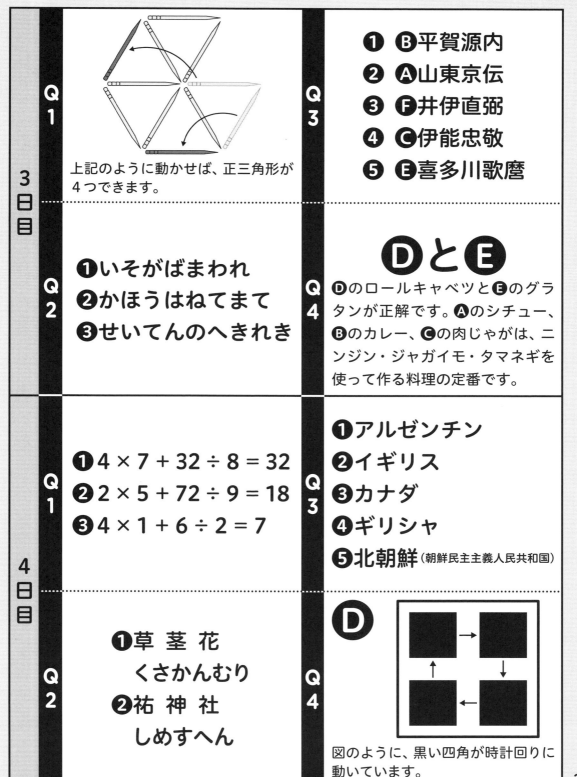

1 週目　解答

5日目

Q1

❶のBの位置に「3」とあるため、B = 3。❶A×5×3 = 105から、Aは105÷15 = 7。❷は7×2×D = 126から、D = 9。❸のDに9を入れると、3×C×9 = 162から、C = 6。❹のEは、❷を見れば「2」とあるため、2×5×6×F = 240から、F = 4となります。

Q2

❶千・一（千載一遇）
❷粉・砕（粉骨砕身）
❸柔・断（優柔不断）
❹語・道（言語道断）
❺散・消（雲散霧消）

Q3

Ⓖラタトゥイユ
Ⓕタンドリーチキン
Ⓔチーズフォンデュ
Ⓐトムヤムクン
Ⓓフォー

Q4

Ⓓ

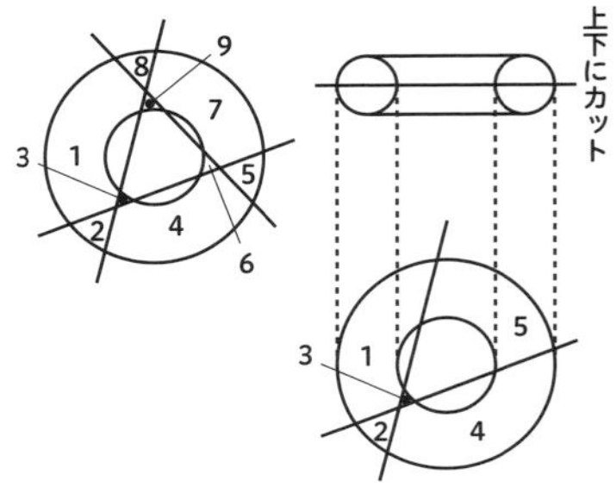

左図では9切れに分割できますが、右図では10切れに分割できます。

6日目

Q1

5

前の2つのサイコロの合計が次のサイコロの目になります。合計数が6を超えると、6を引いた数が、サイコロの目になります。ここでは6 + 5 = 11、11 − 6 = 5が正解です。

Q2

❶うかぶ
❷さす
❸はく
❹さく

Q3

❶ Ⓐ北京
❷ Ⓒバルセロナ
❸ Ⓖアテネ
❹ Ⓕロンドン
❺ Ⓓロサンゼルス

Q4

Ⓓ

4つの球を2つずつ取り出したときの組み合わせは次の6通りです。黒と白、青①と黒、青②と黒、青①と白、青②と白、青①と青②。黒と白の組み合わせは除外されるため、青①と青②になる確率は$\frac{1}{5}$です。

まずは頭の準備運動から　　1週目

7日目

Q1
❶ 2 × 2 + 48− 8 = 44
❷ 2 ×16 + 81− 9 = 104
❸ 3 × 2 + 24− 6 = 24

Q3
❶ Ⓐアテネ
❷ Ⓔローマ
❸ Ⓓキャンベラ
❹ Ⓕニューデリー
❺ Ⓖハノイ

Q2
❶すいとう
❷あんどん
❸れきほう
❹ゆうぜい
❺あっこうぞうごん

Q4
Ⓒ

Ⓒのカエルのみ両生類で、コウモリ、イルカ、カモノハシはすべて哺乳類です。

column

老化防止のカギは指先！手足を動かすだけで、脳の活性化になる

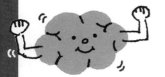

　指先を動かすことで脳は活性化します。身体の動きをコントロールしている領域の大きさは指先だけで全体の3分の1を占めます。ピアニストや画家に長寿の人が多いのもこのことが一因であると、私は考えています。

　職人が認知症になりにくいのも、常に彼らが指先を器用に動かして脳を活性化しているからです。老化防止のカギは「指先」が握っているのです。指先と脳は直結していますから、積極的に指先を動かすことが格好のフィットネスになります。

　ここで指先を刺激するトレーニングを2つご紹介しましょう。

　1．単純に指先を動かすトレーニング

　イスに座って手足の指先をできるだけ速く動かしてみましょう。このトレーニングを実践すると、手に比べて足の指を動かすことがいかに困難かがわかるはずです。つまり、手の指先に比べて足の指先をコントロールしている運動野の領域はとても小さいのです。

　2．グーパー運動

　まず左手で握りこぶしを作り、右の手のひらでその握りこぶしを包みましょう。今度は開いていた右手で握りこぶしを作り、左の手のひらでその握りこぶしを包んでください。この動作を30秒かけて交互にできるだけ速く行ないましょう。

　このように、指先をできるだけ速く動かすことによって、あなたの脳は簡単に活性化されます。

2週目

5分間で

記憶力を鍛える

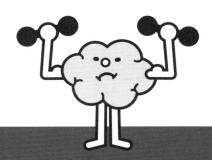

8日目 2週目 ※答えは40ページ

Q1 正方形の土地を9等分して、A子さん、B子さん、C子さんの3人で草とりをすることになりました。しかし、A子さんが風邪をひいてしまったため、B子さんが全体の$\frac{5}{9}$、C子さんが全体の$\frac{4}{9}$を担当することになりました。A子さんは草とりをしなかった代わりに、9000円を渡しました。B子さんとC子さんは、この9000円をどのように分けたらよいでしょうか。ただし、2人の能力に差はないものとします。

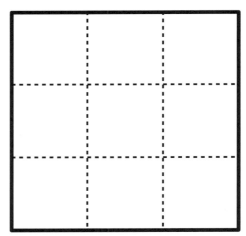

Q2 次の空欄に当てはまる適切な言葉は何でしょう。ひらがなを記入してください。

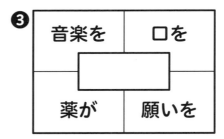

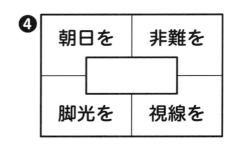

Q3 「山」が付く県を4つ挙げてください。

（　　　　　）県
（　　　　　）県
（　　　　　）県
（　　　　　）県

Q4 よしお君は、自分の年齢について次のように語っています。もしよしお君の言っていることが正しいなら、よしお君の誕生日はいつでしょうか。

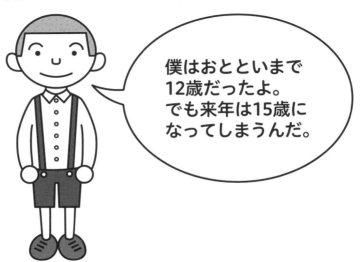

僕はおとといまで12歳だったよ。でも来年は15歳になってしまうんだ。

9日目 | 2週目　※答えは40ページ

Q1 ?の中には、A〜Dのうち、どれが入るでしょうか。

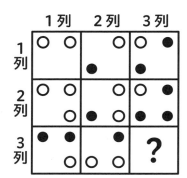

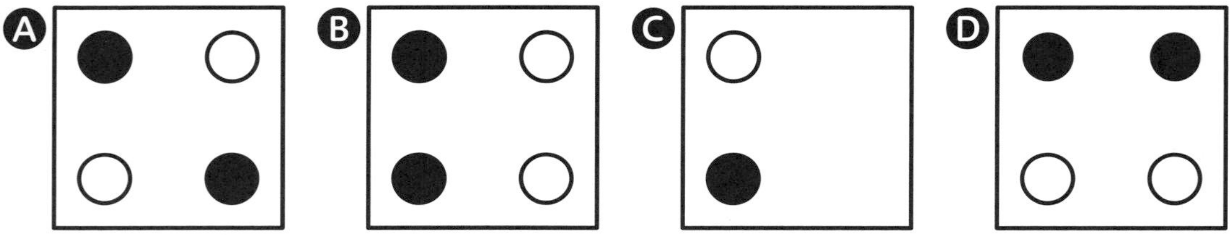

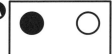

Q2 次の5つの漢字の一部を組み合わせて二字熟語を作ってください。

① 女 + 言 + 西 + 月 + 主 = ☐

② 扌 + 隹 + 止 + 辶 + 少 = ☐

③ 雨 + 主 + 貝 + 禾 + ヨ = ☐

④ 又 + 車 + 夬 + 土 + 忄 = ☐

⑤ 隹 + 开 + 山 + 門 + 亻 = ☐

（　　　）内に適切な語句を記入してください。

❶1960年代半ば、家庭でブームとなったのは、3Cといわれたカラーテレビ、クーラーと（　　　）です。

❷人類初の宇宙飛行士でソ連の軍人でもあった（　　　）は「地球は青かった」という名言を残しました。

❸1979年の第二次オイルショックは「（　　　）革命」が原因でした。

❹第二次世界大戦の際、日本と三国同盟を結んだのは、ドイツと（　　　）です。

❺国宝であり、日本で最初の世界文化遺産であり、世界最古の木造建築物の名前は（　　　）です。

Q4　6本のつまようじが、他のつまようじすべてと接するように並べるには、どのようにすればよいでしょうか。

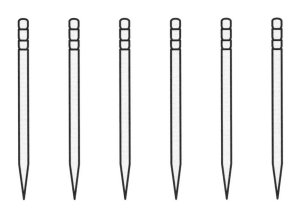

10日目 2週目 ※答えは41ページ

Q1 ノートを何人かで分けることにしました。1人に6冊ずつ分けると20冊余り、1人に9冊ずつ分けると16冊不足します。さて、ノートはいったい何冊あるでしょうか。

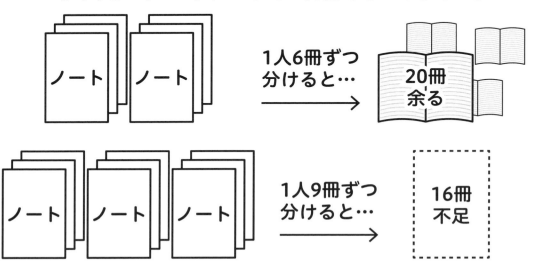

Q2 次の空欄に適切な漢字を入れて、四字熟語を完成させてください。

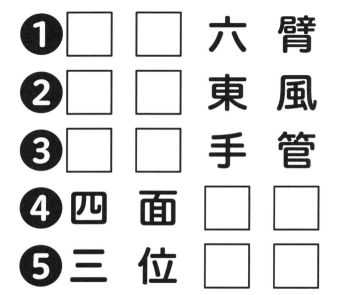

Q3 次の写真の動物の名前を(　)内に記入してください。

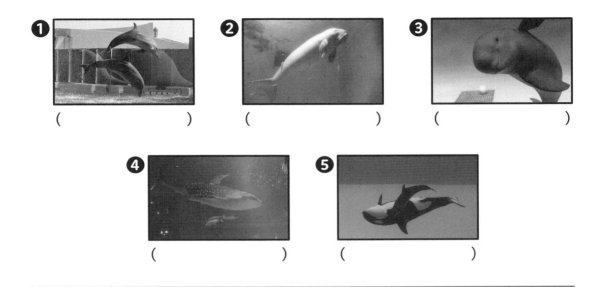

❶ (　　　　　)　❷ (　　　　　　　)　❸ (　　　　　　　)

❹ (　　　　　　　)　❺ (　　　　　　　)

Q4 11分と7分を計測できる砂時計を使って15分を測る場合、どのような測り方をすればよいでしょうか。

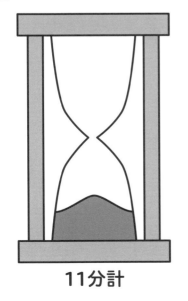

11分計

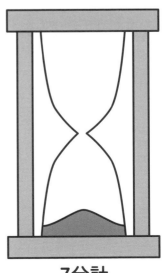

7分計

11日目 2週目 ※答えは41ページ

Q1 次のようなサイコロの展開図で⚄の面と平行な面の数字は何でしょうか。

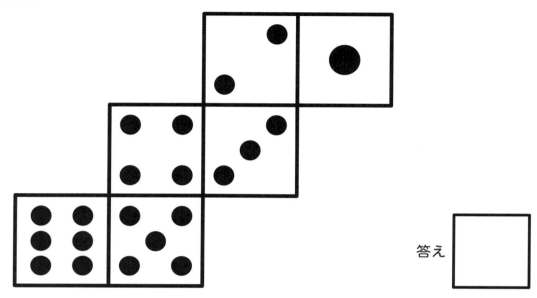

答え □

Q2 次の下線部分の読みを答えてください。

❶旅の費用を<u>工面</u>する。

❷<u>双六</u>であそぶ。

❸<u>芳醇</u>なかおり。

❹川を<u>遡</u>る魚。

❺<u>肥沃</u>な土地。

Q3 次の写真の仏像名を選択肢の中から選び（　　）内に記入してください。

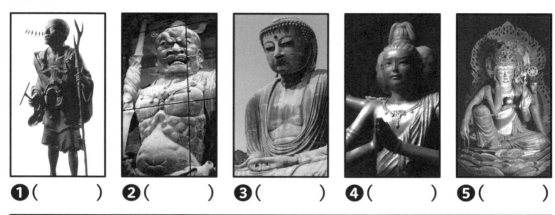

❶（　　）　❷（　　）　❸（	）　❹（　　）　❺（　　）

Ⓐ興福寺阿修羅像　Ⓑ東大寺南大門金剛力士像
Ⓒ阿弥陀如来坐像（鎌倉大仏）　Ⓓ空也上人立像　Ⓔ観心寺如意輪観音菩薩

Q4 次の図は、ある規則に従って並んでいます。?に入るのは、Ⓐ〜Ⓔのうち、どれでしょう。

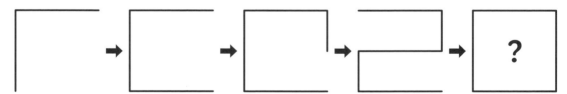

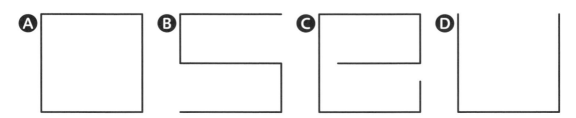

Ⓐ　Ⓑ　Ⓒ　Ⓓ

12日目 2週目 ※答えは42ページ

Q1 掛け時計が床に落ち、文字盤が割れて、3つの部分に分かれてしまいました。3つの部分のそれぞれの数字を合計すると同じ数になりました。文字盤はどのように割れたのでしょうか。

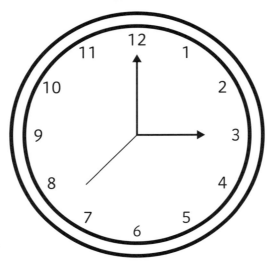

Q2 次の？に入る漢字を答えてください。

子 ？① 寅 卯 辰 巳
午 未 ？② 酉 戌 亥

Q3 次の歴史上の人物を選択肢から選んで、(　)内に記入してください。

❶『君主論』を書き、イタリア・ルネッサンス期に現実主義的な政治理論を創始した政治思想家は(　　　　　)である。

❷「人間は考える葦である」と著書『パンセ』に記した哲学者は(　　　　)である。

❸『純粋理性批判』を書いたドイツの哲学者は(　　　　　)である。

❹『哲学原理』を書いたフランスの哲学者で、近代哲学の父といわれるのは(　　　　)である。

❺『社会契約論』を書いたフランスの啓蒙思想家は、(　　　　　)である。

Ⓐルソー　Ⓑパスカル　Ⓒマキャベリ　Ⓓダンテ　Ⓔデカルト　Ⓕカント

Q4 例が左から右に変化したとすると、②の?に入る図形はⒶ〜Ⓓのうちどれでしょうか。

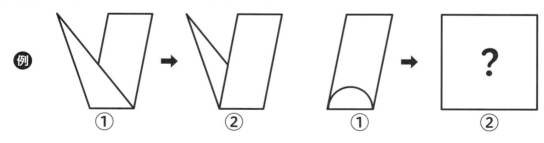

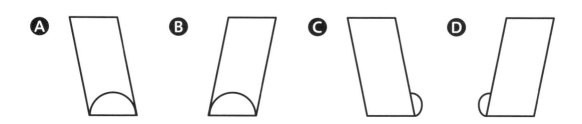

13日目 2週目 ※答えは42ページ

Q1 1～10の数字が書かれている10枚のカードを図のように並べました。縦、横とも数の合計が「20」になります。正しく残りの8枚のカードを並べてください。

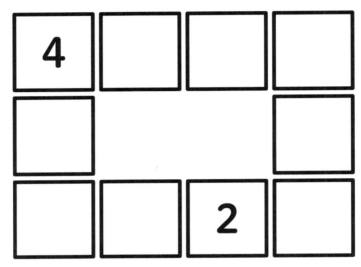

Q2 次の空欄に適切な漢字を入れて、二字熟語を完成させてください。ただし、空欄にはすべて「三画」で書ける漢字が入ります。

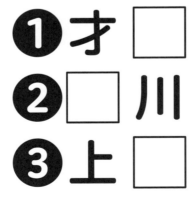

❶ 才□
❷ □川
❸ 上□
❹ 大□

Q3 次のスポーツ選手の出身国名を(　　)内に記入してください。

❶ 白鵬（　　　　　　）

❷ デビッド・ベッカム（　　　　　　）

❸ イアン・ソープ（　　　　　　）

❹ ノバク・ジョコビッチ（　　　　　　）

❺ モハメド・アリ（　　　　　　）

Q4 袋の中に、白と黒の碁石を2個ずつ入れました。この袋の中から碁石を取り出すとき、同じ色の碁石を2個取り出す確率と、違う色の石を2個取り出す確率の比は、次の❶〜❶のうちどれでしょう。

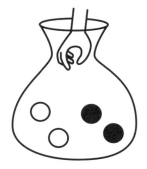

Ⓐ 1:1　　Ⓑ 1:2　　Ⓒ 1:3　　Ⓓ 2:1

14日目 2週目 ※答えは43ページ

Q1 図のような15個の小さな正方形でできる長方形を、Ⓐ～Ⓓの４つのピースのうち３つのピースで作るとき、余るピースはどれでしょう。

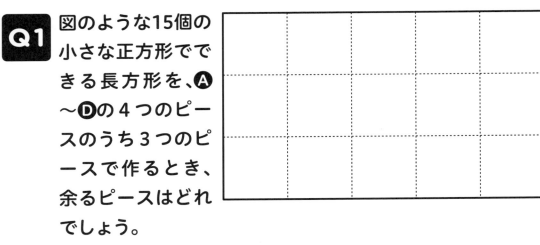

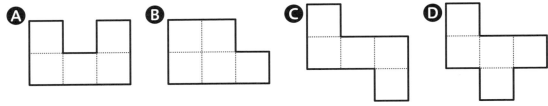

Q2 「亻」「糸」「氵」「木」「貝」と下の字を組み合わせて、それぞれ４つの漢字を完成させてください。

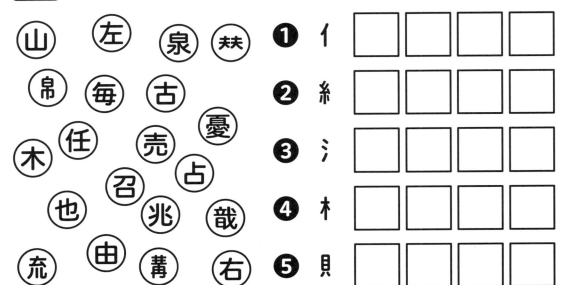

Q3 次の❶～❺にあてはまる平野の名前を（　）内に記入してください。

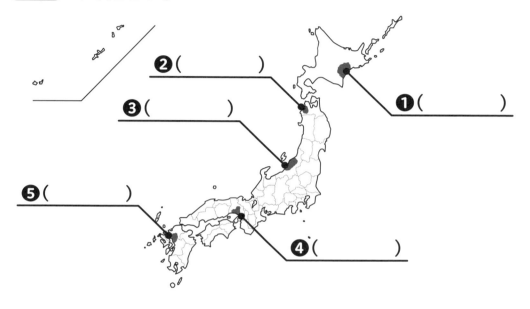

Q4 次の中で、1つだけ種類の異なるものがいます。それは、どれでしょう。

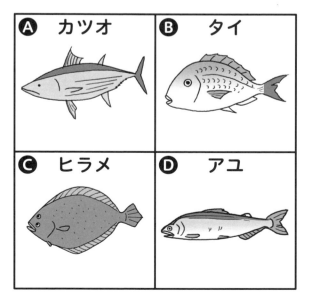

2 週目　解答

8日目

Q1

B子さん6000円、C子さん3000円

B子さん5000円、C子さん4000円と答えがちですが、間違いです。A子さんのやるべき$\frac{3}{9}$の仕事のうち、B子さんが$\frac{2}{9}$、C子さんが$\frac{1}{9}$代わりに作業をしたため、B子さんが9000円×$\frac{2}{3}$=6000円、C子さんが9000円×$\frac{1}{3}$=3000円受け取るべきです。

Q2

❶あたる
❷のむ
❸きく
❹あびる

Q3

山形（県）、山梨（県）、富山（県）、和歌山（県）、岡山（県）、山口（県）の中から4つ

Q4

12月31日

この発言は1月1日に12月31日生まれのよしお君が語ったもの。つまり、おとといの12月30日に12歳だったよしお君は12月31日に13歳になっており、来年の12月31日に15歳になっています。

9日目

Q1

Ⓐ

縦も横も、1列と2列を足したものが3列となります。また、白と白が重なると黒に、黒と黒が重なると白になります（白と黒の印が1つの場合はそのまま）。よって、答えはⒶです。

Q2

❶要請
❷進捗
❸積雪
❹軽快
❺開催

Q3

❶自動車（カー）
❷ガガーリン
❸イラン
❹イタリア
❺法隆寺

Q4

5分間で記憶力を鍛える　2週目

10日目

Q1

92冊

分けた人数をxとすると、6 x + 20 = 9 x−16、6 x−9 x =−16−20、−3 x =−36なので、x = 12。つまり12人で分けたことになります。6冊×12人 + 20（余った数）= 92、これが正解となります。

Q2

❶八面（八面六臂）
❷馬耳（馬耳東風）
❸手練（手練手管）
❹楚歌（四面楚歌）
❺一体（三位一体）

Q3

❶イルカ
❷ジュゴン
❸スナメリ
❹ジンベイザメ
❺シャチ

Q4

11分計　7分計

0分

7分後　　ひっくり返す

11分後　　ひっくり返す

15分後

11日目

Q1

5と4は、6の隣にくるため選択肢から外れます。また1と2は、折っていくと6に面するためこれも外れます。残った3が正解となります。

Q2

❶くめん
❷すごろく
❸ほうじゅん
❹さかのぼ
❺ひよく

Q3

① **D**空也上人立像
② **B**東大寺南大門金剛力士像
③ **C**阿弥陀如来坐像（鎌倉大仏）
④ **A**興福寺阿修羅像
⑤ **E**観心寺如意輪観音菩薩

Q4

C

図を見ると、右に進むにつれて直線が1つずつ増えていることがわかります。

41

2 週目　解答

12日目

Q1

左のように割れると、3つの部分の数字の合計はすべて同じ26になります。

Q2

❶丑（うし）
❷申（さる）

Q3

❶ Ⓒマキャベリ
❷ Ⓑパスカル
❸ Ⓕカント
❹ Ⓔデカルト
❺ Ⓐルソー

Q4

Ⓓ

例を上から見た図

例の図形は、同じものを①と②の角度から見た図になります。

13日目

Q1

4	1	7	8
6			9
10	5	2	3

上のように並べると、縦横のカードの合計が20になります。1と7、5と2のカードの位置は逆になっても正解です。

Q2

❶女（才女）
❷山（山川）
❸下（上下）
❹小（大小）

Q3

❶モンゴル
❷イギリス
❸オーストラリア
❹セルビア
❺アメリカ

Q4

Ⓑ

白い碁石を白①白②、黒い碁石を黒①黒②とすると、組み合わせは白①白②、白①黒①、白①黒②、白②黒①、白②黒②、黒①黒②の6種類。色の違う碁石を取り出す確率は、同じ色を取り出す確率の2倍。

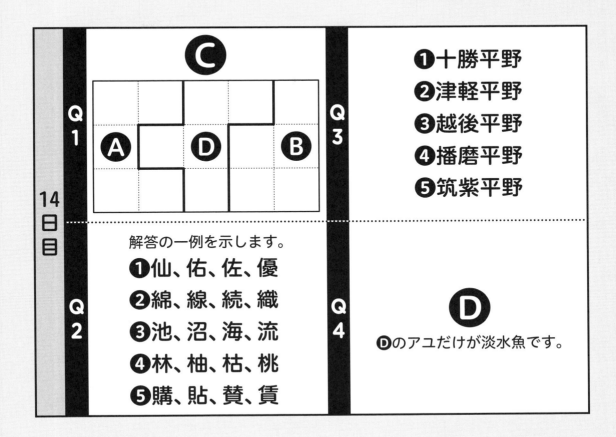

column

散歩するときは、毎日ルートを変えると脳の活性化につながる

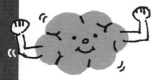

　もしもあなたが電車を使って移動する機会が多いなら、たまには一駅手前で降り、町並みをしっかり観察する習慣をつけましょう。それだけでも運動不足解消になります。

　あるいは、スキマ時間を活用して小刻みに運動する習慣を身につけることでも、運動不足は簡単に解消されます。駅やデパートのエレベーターやエスカレーターは極力使わないよう、心掛けましょう。

　もちろん、電車通勤しない人は日々散歩をする習慣をつけてください。通り慣れた経路を少し変えるだけでも、あなたの知らない情景が点在していることに気づくはずです。同じ行動のくり返しでは、脳は活性化しません。工夫して日常生活の中に新しい発見を組み込むことで、脳はみるみる活性化していくのです。

　具体的には以下の行動にチャレンジしてみてください。
　1．月曜日から金曜日までの通勤経路を意識的に変更し、町並みをつぶさに観賞する習慣をつける。
　2．週末には、自宅近くで、まだ行ったことのないところを探して出かける。

　こんなちょっとした工夫をするだけで、あなたが考えている以上に脳の活性化が実現できるのです。

3週目

5分間で記憶力を取り戻す

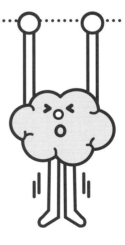

15日目 3週目 ※答えは60ページ

Q1 1カ所穴の開いた図を、ミシン目に沿って2つに分けた後、組み合わせて正方形にする場合、どこで分けるとよいでしょうか。ただし、裏返してはいけません。

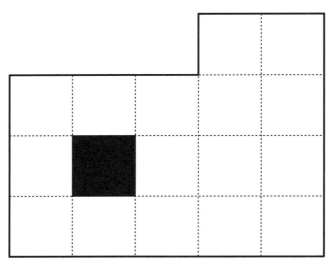

Q2 例にならって上の漢字の一部に共通の部首を付け加えて漢字を作ってください。

例
毎 → 海
胡 → 湖
也 → 池
部首名: さんずい

❶
車 →
甬 →
幸 →
部首名:

❷
舌 →
己 →
寺 →
部首名:

Q3 次の❶〜❹は、四国地方の県の形です。それぞれ何県か、（　）内に記入してください。

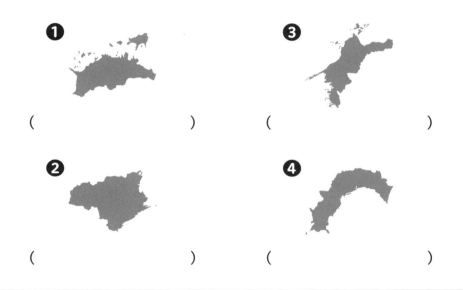

Q4 次の図は、ある規則に従って並んでいます。？に入るのは、Ⓐ〜Ⓔのうち、どれでしょう。

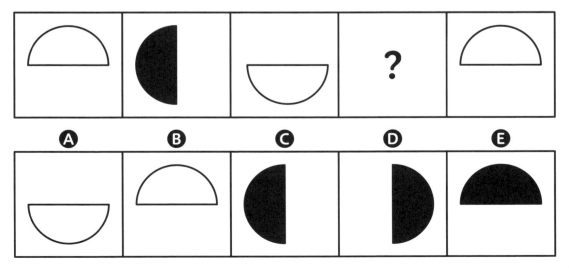

16日目 3週目 ※答えは60ページ

Q1 次の図の中に、立方体はいくつあるでしょうか。ただし、見えていない箇所も、すべて立方体で埋まっているものとします。

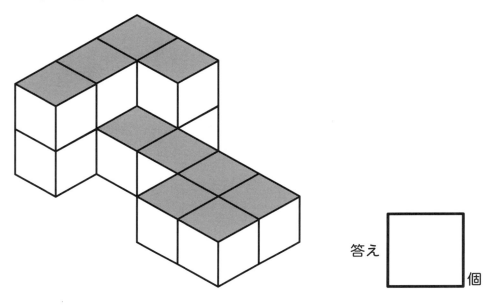

答え □ 個

Q2 次の空欄に適切な漢字を入れて、四字熟語を完成させてください。

❶ 一 石 二 □

❷ 一 期 一 □

❸ 一 □ 一 退

❹ □ 人 □ 脚

❺ □ □ 一 生

48

5分間で記憶力を取り戻す　　3週目

Q3 写真の建物がある観光名所を（　）内に記入してください。

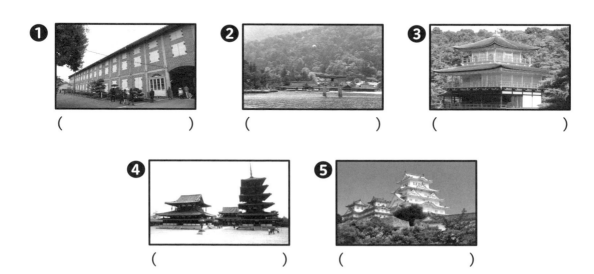

Q4 次の例と同じ組み合わせのイラストはどれでしょうか。❶〜❹の中から選んでください。

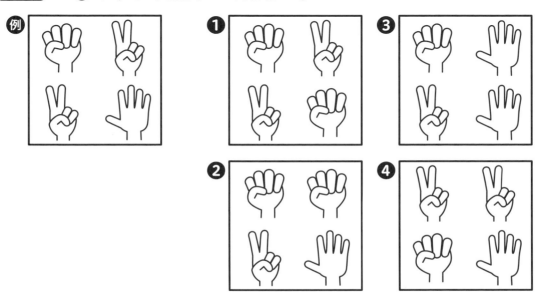

17日目 ３週目 ※答えは61ページ

Q1 A～Dの枠内にある数字は、0～9の数字のうち、いずれかが欠けています。その数字は何でしょうか。また、下記の計算式に沿って計算すると、Eはいくつになるでしょうか。

0	2	7
5	1	6
4	9	8

0	5	2
6	1	3
4	8	9

6	9	8
2	0	3
4	7	1

5	8	1
0	6	9
3	2	7

$$A + B - C + D = E$$

Q2 次の下線部分の読みを答えてください。

❶筋トレで<u>鬱屈</u>した気分を晴らす。

❷有名女子大出身の<u>才媛</u>。

❸ぜひご<u>笑覧</u>ください。

❹<u>畦道</u>をわたる。

❺積年の<u>怨念</u>を晴らす。

Q3 次の国の首都はどこでしょう。(　　)内に記入してください。

❶アルゼンチン(　　　　　)
❷ロシア(　　　　)
❸フィンランド(　　　　　)
❹韓国(　　　　)
❺ニュージーランド(　　　　　　)

Q4 次の写真のうち、「カヌー」として適切なものはどれでしょう。1つだけ選び、(　　)内に○をつけてください。

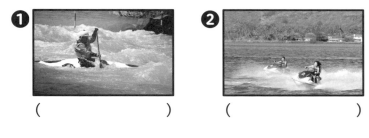

❶ (　　)　❷ (　　)　❸ (　　)

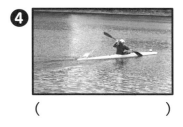
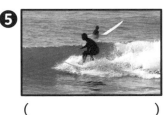

❹ (　　)　❺ (　　)

18日目 3週目 ※答えは61ページ

Q1 10円玉9枚を図のように並べました。このうち2枚動かして三角形を作ってください。ただし、10円玉を取り除いてはいけません。

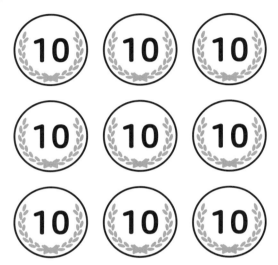

Q2 次の5つの漢字の一部を組み合わせて二字熟語を作ってください。

① 吉 + 日 + 糸 + 日 + 日 =

② 至 + 皿 + 宀 + 氵 + 日 =

③ 色 + 王 + 糸 + 亡 + 月 =

④ 口 + 日 + 日 + 丂 + 立 =

⑤ 氵 + 力 + 口 + 千 + 重 =

Q3 下記は江戸時代の文学作品です。作者を選択肢から選んで（　）内に記入してください。

❶ 好色一代男（　　　　　　）
❷ おらが春（　　　　　　）
❸ 曽根崎心中（　　　　　　）
❹ 東海道中膝栗毛（　　　　　　）
❺ 南総里見八犬伝（　　　　　　）

Ⓐ 小林一茶　Ⓑ 曲亭（滝沢）馬琴　Ⓒ 鶴屋南北　Ⓓ 井原西鶴　Ⓔ 十返舎一九
Ⓕ 近松門左衛門

Q4 展開図を組み立てたとき、★の反対側は❶〜❺のうちどれですか。

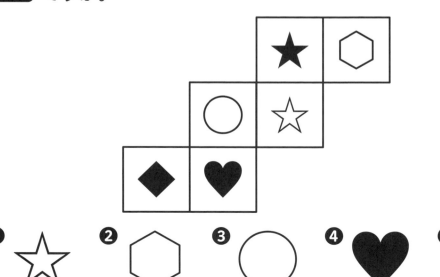

 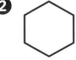

19日目 3週目 ※答えは62ページ

Q1 次の図形の中に、十字形の図形が隠れています。その部分をぬりつぶしてください。

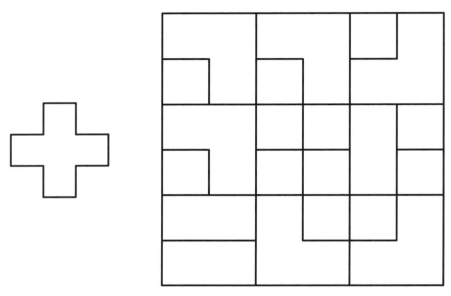

Q2 「禾」「米」「辶」「艹」「弓」と下の字を組み合わせて、それぞれ4つの漢字を完成させてください。

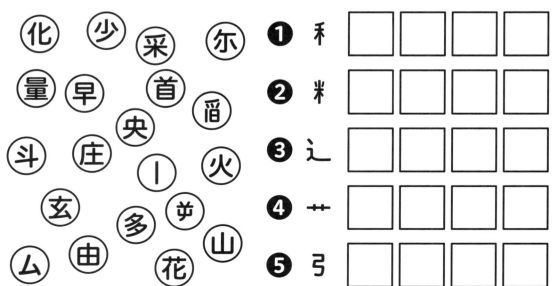

Q3 （　　　　　）内に適切な語句を記入してください。

❶世界三大宗教は、キリスト教、イスラム教と（　　　　　　　）。

❷経度180度付近の（　　　　　）線を越えると日付が変わる。

❸地球上の大洋は、太平洋、大西洋、（　　　　）洋の3つ。

❹日本の標準時子午線は、兵庫県（　　　）市を通る。

❺世界一周の長さは約（　）万キロ。

Q4 成田空港の略称が「ＮＲＴ」だとすると、次の空港はどこになるでしょうか。

❶ＢＪＳ……

❷ＨＮＤ……

❸ＩＣＮ……

❹ＨＫＧ……

20日目 3週目 ※答えは62ページ

Q1 ❶〜❸の図の左上と右下を掛けた数と、右上と左下の数字を掛けた数を足すと、いくつになるでしょうか。

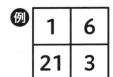

例：1 × 3 + 6 × 21 = 129

❶
6	2
11	4

□×□+□×□=□

❷
20	2
30	8

□×□+□×□=□

❸
23	5
9	3

□×□+□×□=□

Q2 次の文字を並べ替えて、ことわざを作ってください。

❶ に ば ね こ ん こ

❷ っ す き ん と つ ぽ

❸ が い ま う う さ お

5分間で記憶力を取り戻す　3週目

Q3

（　　　　　）内に適切な語句を記入してください。

❶国民の三大義務とは、教育の義務、勤労の義務、そして（　　　　）の義務の3つを指します。

）、司法です。

いる理念は、1.国民主権
）の3つです。

）、持ち込ま

のトップ機関は、

!5日で完成する仕事があり
ん、2人ですると、何日目に

15日

25日

郵便はがき

１０２８６４１

おそれいりますが
62円切手を
お貼りください。

東京都千代田区平河町2-16-1
平河町森タワー13階

プレジデント社

書籍編集部 行

フリガナ		生年（西暦）	
氏　名			年
		男・女	歳
住　所	〒		
	TEL　　（　　　）		
メールアドレス			
職業または学校名			

　ご記入いただいた個人情報につきましては、アンケート集計、事務連絡や弊社サービスに関するお知らせに利用させていただきます。法令に基づく場合を除き、ご本人の同意を得ることなく他に利用または提供することはありません。個人情報の開示・訂正・削除等についてはお客様相談窓口までお問い合わせください。以上にご同意の上、ご送付ください。
＜お客様相談窓口＞経営企画本部 TEL03-3237-3731
株式会社プレジデント社　個人情報保護管理者　経営企画本部長

Aさん
＋
Bさん

？

21日目 3週目 ※答えは63ページ

Q1 1から8の数字の入ったボール8つで立方体を作りました。6つの面を形成する4つのボールの数字の合計はすべて18となります。正しく残りの6つのボールに数字を入れてください。

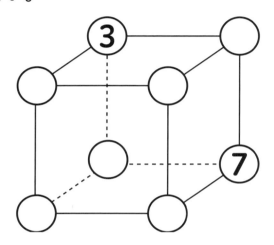

Q2 下記は、2018年1～9月の祝日名を記したものです。空欄に入る祝日名を記入してください。

1月1日 元日　　　　5月4日 ❹
1月8日 成人の日　　5月5日 こどもの日
2月11日 ❶　　　　7月16日 ❺
3月21日 春分の日　8月11日 山の日
4月29日 ❷　　　　9月17日 敬老の日
5月3日 ❸　　　　　9月23日 秋分の日

Q3 次の名作の作者を選択肢から選んで、(　　)内に記入してください。選択肢には不要なものも含まれています。

❶『我輩は猫である』の作者は(　　　　)である。

❷『蜘蛛の糸』の作者は(　　　　)である。

❸『風の又三郎』の作者は(　　　　)である。

❹『走れメロス』の作者は(　　　　)である。

❺『舞姫』の作者は(　　　　)である。

> Ⓐ宮沢賢治　Ⓑ太宰治　Ⓒ夏目漱石　Ⓓ森鷗外　Ⓔ志賀直哉
> Ⓕ芥川龍之介　Ⓖ武者小路実篤　Ⓗ福沢諭吉　Ⓘ島崎藤村

Q4 次の図の中に、立方体はいくつあるでしょうか。ただし、見えていない箇所も、すべて立方体で埋まっているものとします。

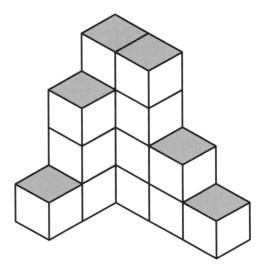

答え □ 個

3 週目 解答

15日目

Q1

Q2

❶連 通 達
しんにょう
（しんにゅう）
❷話 記 詩
ごんべん

Q3

❶香川県
❷徳島県
❸愛媛県
❹高知県

Q4

D

半円が反時計回りに動いていて、かつ色が交互に変わっているため、答えは**D**です。

16日目

Q1

14個

Q2

❶鳥（一石二鳥）
❷会（一期一会）
❸進（一進一退）
❹二、三（二人三脚）
❺一日（一日一生）

Q3

❶富岡製糸場
❷厳島神社
❸金閣寺（鹿苑寺金閣）
❹法隆寺
❺姫路城

Q4

❹

例のイラストは、グーが１つ、チョキが２つ、パーが１つ。同じ組み合わせがそろっているのは❹。よって答えは❹です。

5分間で記憶力を取り戻す　3週目

17日目

Q1

Ⓐ = 3
Ⓑ = 7
Ⓒ = 5
Ⓓ = 4
Ⓔ = 9

Q2

❶うっくつ
❷さいえん
❸しょうらん
❹あぜみち
❺おんねん

Q3

❶ブエノスアイレス
❷モスクワ
❸ヘルシンキ
❹ソウル
❺ウェリントン

Q4

❶

ブレード（水をとらえる板）がシャフト（握る棒）の両側に付いているものがカヤックに多く使われ、カヌーでは片側に付いているものを使うことが多いです。

18日目

Q1

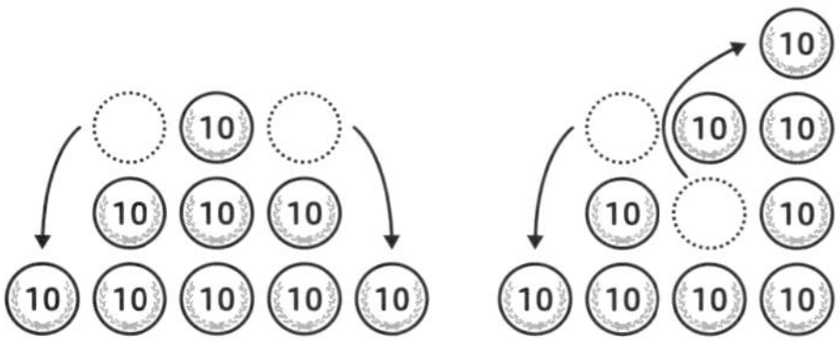

答えは2種類。図のように動かせば、三角形が作れます。

Q2

❶結晶
❷室温
❸絶望
❹暗号
❺活動

Q3

❶ Ⓓ井原西鶴
❷ Ⓐ小林一茶
❸ Ⓕ近松門左衛門
❹ Ⓔ十返舎一九
❺ Ⓑ曲亭（滝沢）馬琴

Q4

❹

わからないときは、実際に組み立ててみましょう。

3 週目　解答

19日目

Q1

Q3
- ❶仏教
- ❷日付変更
- ❸インド
- ❹明石
- ❺4

Q2
- ❶秋、移、稲、秒
- ❷糧、料、粧、糀
- ❸道、迪、辿、逆
- ❹花、菜、英、草
- ❺弥、弦、引、弘

Q4
- ❶北京（BEIJING）
- ❷羽田（HANEDA）
- ❸仁川（INCHEON）
- ❹香港（HONGKONG）

20日目

Q1
- ❶$6 \times 4 + 2 \times 11 = 46$
- ❷$20 \times 8 + 2 \times 30 = 220$
- ❸$23 \times 3 + 5 \times 9 = 114$

Q3
- ❶納税
- ❷行政
- ❸平和主義
- ❹作らない
- ❺最高

Q2
- ❶ねこにこばん
- ❷つきとすっぽん
- ❸さいおうがうま

Q4

10日

Aさんが1日にこなす仕事量は$\frac{1}{15}$、Bさんが1日にこなす仕事量は$\frac{1}{25}$、一緒にすると、1日の仕事量は$\frac{1}{15}＋\frac{1}{25}＝\frac{8}{75}$、仕事を完了させるには$75 \div 8 = 9\cdots3$、つまり9日では終わらず10日間かかります。

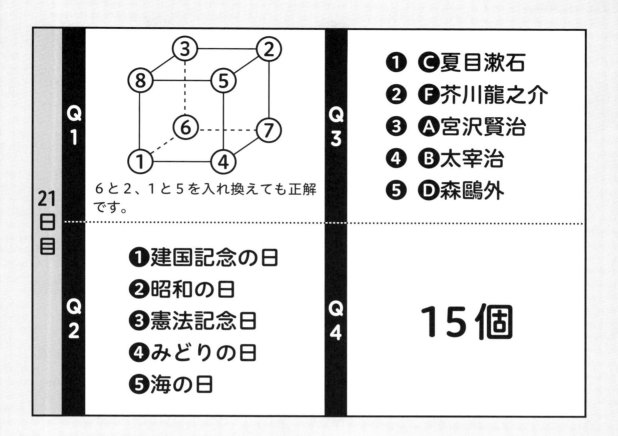

Column

2つのことを同時にすると脳が活性化する

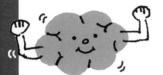

　近年『デュアルタスク』が注目されています。これは「2つの作業を同時に行うこと」を意味します。
　最近の国立長寿医療研究センターの研究結果によると、軽度認知障害の人を対象にした、運動と知的作業のデュアルタスクを半年間行った結果、脳の萎縮が防止され、記憶力も改善したといいます。

　それでは私が推奨したいデュアルタスクを紹介しましょう。
　1．ラジオ体操をしながら100から7を引いていく
　　ラジオ体操をしながら100から順番に93、86、79、72……というように、7ずつ引いていきます。そして2になったとき、ラジオ体操を続けながら今度は100から6を引いていきます。この要領で100から好きな数字を引いていく計算をしながらラジオ体操をするデュアルタスクが、脳を活性化してくれるのです。
　2．料理をしながらしりとりをする
　　料理は頭の中で段取りを考えるだけでなく、包丁を使ったりフライパンの中の食材をかき混ぜたりと、手先を頻繁に使います。それに加えてしりとりをすることにより、脳に負荷がかかり、あなたの脳は簡単に活性化します。

　以上述べた2つのデュアルタスクを日常生活の中に組み込んで習慣化させることにより、あなたの脳は驚くほど活性化するのです。

4週目

5分間で記憶力を定着させる

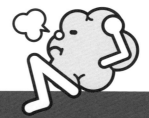

22日目 4週目 ※答えは80ページ

Q1 10円玉が、次のように並んでいます。上の10円玉が、下の10円玉の周囲をすべることなく転がったとすると、半周転がったときの10円玉は、Ⓐ～Ⓓのうちどれになるでしょうか。

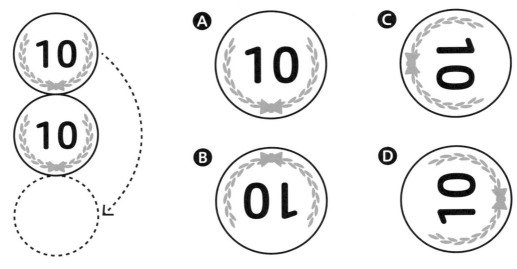

Q2 次の下線部分の読みを答えてください。

① 虎口を脱する。

② 欠伸が出る。

③ 有名な老舗のお店。

④ 山車を押す。

⑤ 胡坐をかく。

Q3 次のイラストは、どの都道府県の有名なものでしょうか。
（　　　）内に都道府県名を記入してください。

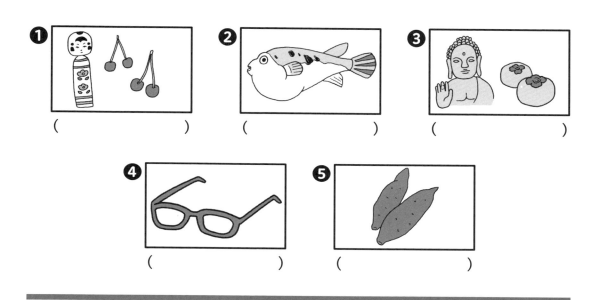

Q4 次の🅐～🅓のうち、仲間はずれの図形はどれでしょうか。

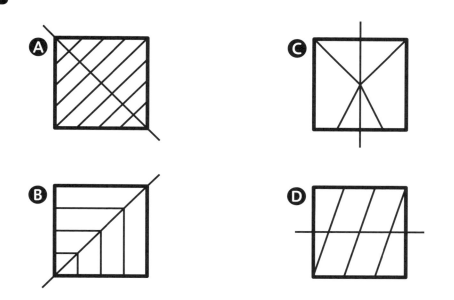

23日目 4週目 ※答えは80ページ

Q1 次のA〜Dのうち、仲間はずれの図形はどれでしょうか。

Ⓐ
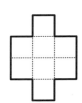

Ⓒ
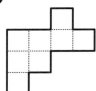

Ⓑ
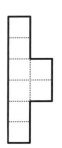

Ⓓ
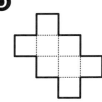

Q2 次の空欄に適切な漢字を入れて、四字熟語を完成させてください。

❶ 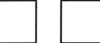 千 金

❷   発 起

❸   本 願

❹   猛 進

❺   無 縫

Q3 次の写真の動物の名前を（　）内に記入してください。

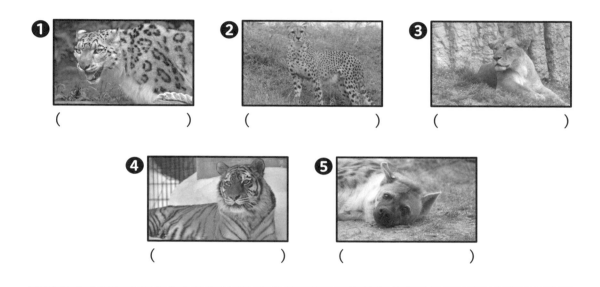

❶（　　　　　　）　❷（　　　　　　　　）　❸（　　　　　　　）

❹（　　　　　　）　❺（　　　　　　　　）

Q4 次の❶〜❺のうち、試合に出場する人数が最も多い競技はどれでしょうか。1つ選んでください。

❶野球

❷サッカー

❸カーリング

❹バスケットボール

❺卓球（ダブルス）

24日目 4週目 ※答えは81ページ

Q1 次の図の中に、立方体はいくつあるでしょうか。ただし、見えていない箇所も、すべて立方体で埋まっているものとします。

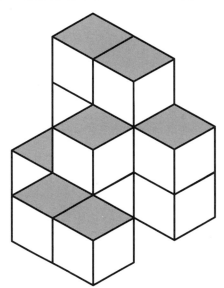

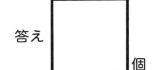
答え 　　　個

Q2 次の文字を並べ替えて、ことわざを作ってください。

❶ | い | た | い | ま | の | な | こ |

❷ | に | ん | し | れ | で | う | の | お |

❸ | ら | に | す | り | か | い | ぐ | め | か |

Q3 下記に該当する人物名を選択肢から選んで（　）内に記入してください。選択肢には不要なものも含まれています。

❶ラジウムを発見したフランスの女性物理・化学学者は（　　　　）である。
❷天然痘の予防ワクチンを発見したイギリスの医師は（　　　　）である。
❸『種の起源』を著し、進化論の基礎を作ったのは（　　　　）である。
❹狂犬病のワクチンを開発したフランスの細菌学者は（　　　　）である。
❺遺伝の法則を発見したオーストリアの植物学者は（　　　　）である。

Ⓐダーウィン　Ⓑジェンナー　Ⓒメンデル　Ⓓパスツール　Ⓔコッホ
Ⓕキュリー夫人

Q4 1日前のQ3に登場しなかったのはどれでしょうか。

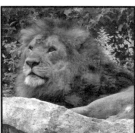
❶

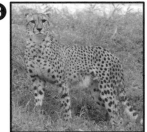
❸

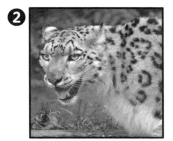
❷

❹

25日目 4週目 ※答えは81ページ

Q1 1カ所穴の開いた図をミシン目に沿って2つに分けた後、同じ形にする場合、どこで分けるとよいでしょうか。裏返して同じ形になってもかまいません。

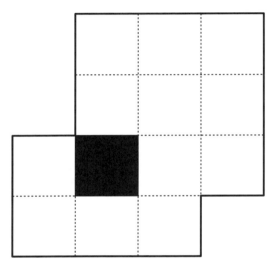

Q2 「訁」「門」「土」「宀」「心」と下の字を組み合わせて、それぞれ4つの漢字を完成させてください。

刃 耳 里 呂 咸 平 口 舌 十 売 吾 音 宣 也 亡 于 女 由 田 木

❶ 訁 □□□□
❷ 門 □□□□
❸ 土 □□□□
❹ 宀 □□□□
❺ 心 □□□□

Q3 次の❶〜❺にあてはまる川の名前を（　）内に記入してください。

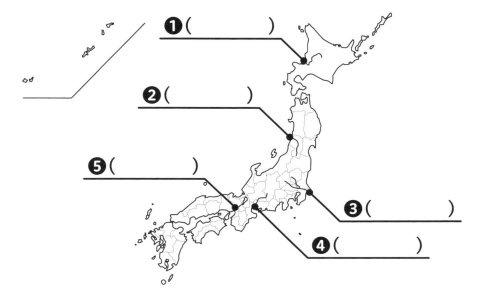

Q4 2つのサイコロを転がしたとき、2つの目の合計が5になる確率は、Ⓐ〜Ⓓのうちどれでしょう。

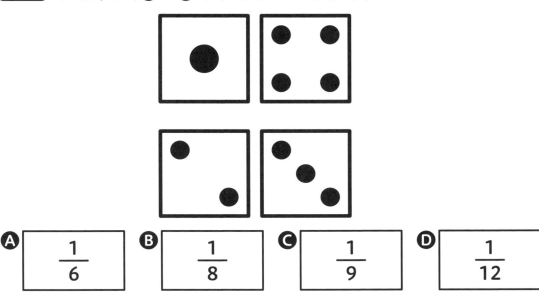

26日目 4週目 ※答えは82ページ

Q1 例のようなL字型のピースだけでは作ることのできない図形が1つだけあります。それはどれでしょう。

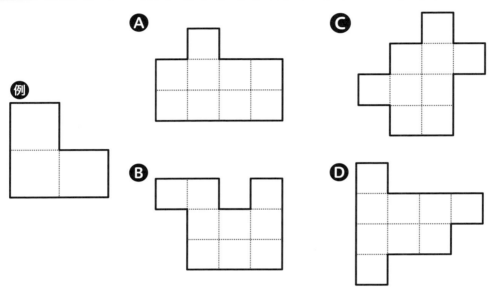

Q2 真ん中の?に適切な漢字を入れて、上下左右に二字熟語を完成させてください。

❶
```
    年
豪  ?  品
    売
```

❷
```
    存
健  ?  籍
    学
```

❸
```
    課
換  ?  塊
    券
```

❹
```
    最
喪  ?  部
    心
```

5分間で記憶力を定着させる　　4週目

Q3 次の❶〜❺は、どの県の形でしょうか。(　　)内に記入してください。

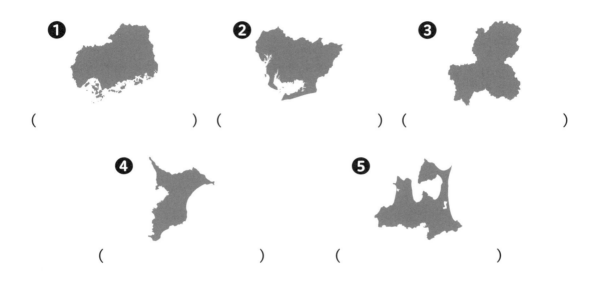

(　　　　　　)　(　　　　　　)　(　　　　　　)

(　　　　　　)　(　　　　　　　　)

Q4 次の図は、ある規則に従って並んでいます。?に入るのは、Ⓐ〜Ⓓのうち、どれでしょう。

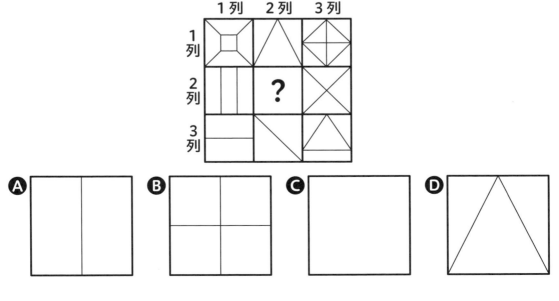

27 日目 4週目 ※答えは82ページ

Q1 次の図の ? に入るピースは、Ⓐ～Ⓓのうちどれでしょう。

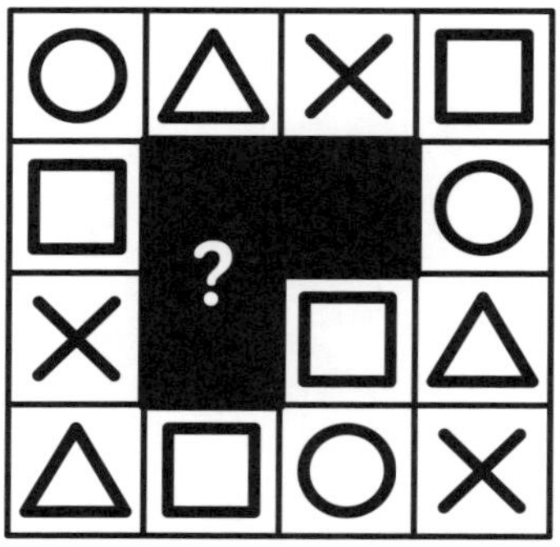

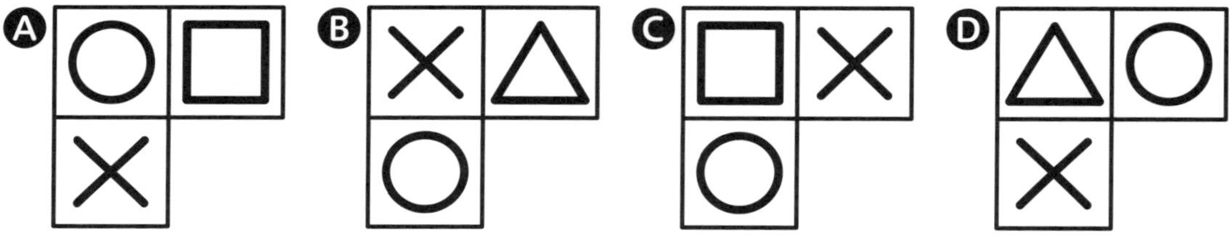

○	△	×	□
□	?		○
×		□	△
△	□	○	×

Ⓐ
| ○ | □ |
| × | |

Ⓑ
| × | △ |
| ○ | |

Ⓒ
| □ | × |
| ○ | |

Ⓓ
| △ | ○ |
| × | |

Q2 次の選択肢の中から❶～❹の類義語として最も適切なものを選んで、空欄に記入してください。

永遠　長所　短所　難解

寛容

得手　利益

互角

同様

空想　容易　国産

❶ 対等 ＿＿＿＿＿

❷ 欠点 ＿＿＿＿＿

❸ 特技 ＿＿＿＿＿

❹ 簡単 ＿＿＿＿＿

76

Q3 次の❶～❺にあてはまる半島の名前を（　）内に記入してください。

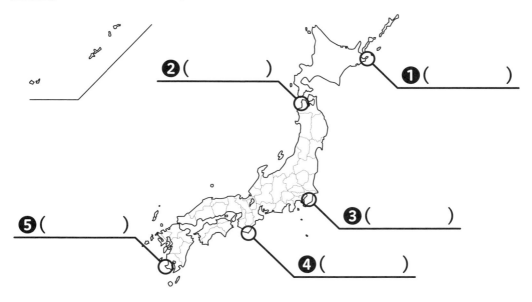

Q4 次の空欄を埋めてしりとりを完成させてください。ひらがなでもカタカナでも、どちらでもかまいません。

❶ もぐら ➡ □□□ ➡ □ンダ
❷ ラッコ ➡ □□□ ➡ □ッパ
❸ キツネ ➡ □□□ ➡ □ップ
❹ カラス ➡ □□□ ➡ □ダカ
❺ イルカ ➡ □□□ ➡ □っぽ

28日目 4週目 ※答えは83ページ

Q1 長さ8cmの紙テープがあります。のりしろを2cmにしてつなぐと、全体の長さが2m6cmになりました。何枚つないだのでしょうか。

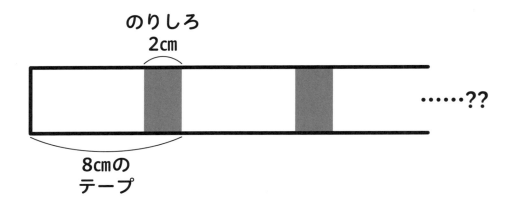

Q2 次の5つの漢字の一部を組み合わせて二字熟語を作ってください。

① 彳 + 亍 + 方 + ホ + 巴 = ☐

② 金 + ヨ + 日 + 立 + 氷 = ☐

③ 日 + 隹 + 足 + 音 + ヨ = ☐

④ 氵 + 寅 + 言 + 宀 + 冓 = ☐

⑤ 行 + 立 + 韋 + 木 + 見 = ☐

Q3 明治時代に活躍した、❶〜❺の人物の名前を（　）内に記入してください。

❶ (　　　　　)　❷ (　　　　　)　❸ (　　　　　)

❹ (　　　　　)　❺ (　　　　　)

Q4 次の星座名を（　）内に記入してください。

❶ (　　　　　)　❸ (　　　　　)

❷ (　　　　　)　❹ (　　　　　)

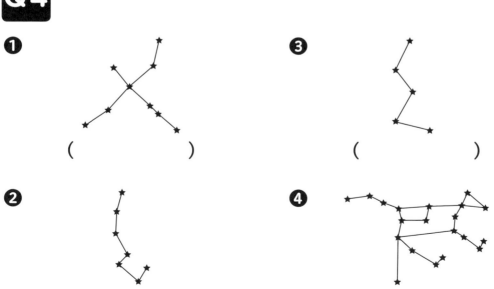

4週目　解答

22日目

Q1

A

10円
10円

1回転
します

円周の半分を動くので、答えは**B**のように思いますが、「実際の転がり」＋「位置の変化」により、10円玉は1回転します。わからないときは2個の10円玉で試してみましょう。

Q2

❶ここう
❷あくび
❸しにせ
❹だし
❺あぐら

Q3

❶山形県
❷山口県
❸奈良県
❹福井県
❺鹿児島県

Q4

D

A、**B**、**C**はすべて四角形の真ん中を横切る線に対して対称になっていますが、**D**はそうではありません。

23日目

Q1

B

A、**C**、**D**は⬚を2つ組み合わせてできますが、**B**は違います。

Q2

❶一攫（一攫千金）
❷一念（一念発起）
❸他力（他力本願）
❹猪突（猪突猛進）
❺天衣（天衣無縫）

Q3

❶ヒョウ
❷チーター
❸ライオン
❹トラ
❺ハイエナ

Q4

❷サッカー

サッカーは11人、野球は9人、カーリングは4人、バスケットボールは5人、卓球（ダブルス）は2人です。

5分間で記憶力を定着させる　4週目

24日目

Q1

13個

Q3

❶ Ⓕキュリー夫人
❷ Ⓑジェンナー
❸ Ⓐダーウィン
❹ Ⓓパスツール
❺ Ⓒメンデル

Q2

❶まないたのこい
❷のれんにうでおし
❸にかいからめぐすり

Q4

❶

25日目

Q1

Q3

❶石狩川
❷最上川
❸利根川
❹木曽川
❺淀川

Q2

❶読、語、話、計
❷聞、問、闇、閑
❸地、坪、埋、垣
❹宇、宙、安、宮
❺思、感、忘、忍

Q4

Ⓒ

2つのサイコロの出方は6×6＝36通りで、合計が5になる組み合わせは、1と4、2と3、3と2、4と1の4通りです。つまり、$\frac{4}{36}=\frac{1}{9}$の確率となります。

4週目 解答

26日目

Q1 **B**

Ⓐ、Ⓒ、Ⓓは3つの凸でできていますが、Ⓑはそうではありません。

Q2
❶商
❷在
❸金
❹中

Q3
❶広島県
❷愛知県
❸岐阜県
❹千葉県
❺青森県

Q4 **C**

直線によってできた領域の数に注目してください。横の列は、1列と2列の領域数を足したものが3列の領域数に、縦の列は1列と2列の領域数の差が3列の領域数になります。

27日目

Q1 **B**

横と縦の各列には、○△×□が1つずつ入っているため、右から2列目、上から2列目には△が入ります。よって正解は**B**です。

Q2
❶互角
❷短所
❸得手
❹容易

Q3
❶根室半島
❷津軽半島
❸房総半島
❹紀伊半島
❺薩摩半島

Q4

解答の一例を示します。
❶ラッパ→パンダ
❷コアラ→ラッパ
❸ネマキ→キップ
❹スズメ→メダカ
❺かかし→しっぽ

5分間で記憶力を定着させる　4週目

28日目

Q1

34

つないだ紙テープをx枚とすると、のりしろはx−1となり、以下の式が成立します。8 ×（x−2）×（x−1）= 206、よってx = 34です。

Q2

❶施術
❷録音
❸暗躍
❹講演
❺親衛

Q3

❶伊藤博文
❷大久保利通
❸板垣退助
❹福沢諭吉
❺坂本龍馬

Q4

❶はくちょう座
❷こぐま座
❸カシオペヤ座
❹おおぐま座

Column

脳が若返る！「ワーキング・メモリー」を徹底的に鍛えよう

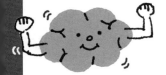

　脳を若返らせるうえで重要なキーワード。それが「ワーキング・メモリー」です。日本語では「短期記憶」とか「作業記憶」と訳されます。目の前の行動を円滑に進めるために、とても重要な記憶形態です。

　たとえば、いま冷蔵庫の中に何があるか思い出すことは、典型的なワーキング・メモリーです。あなたがその食材を使い切ってしまえば、もはやその記憶は必要ありません。

　つまり、頻繁に記憶の入れ換えをして日常生活に必要な記憶を一時的に保存しておく。これがワーキング・メモリーの正体です。

　ワーキング・メモリーに大きく関与しているのは、「海馬」という脳の器官です。海馬は大脳辺縁系にあり、小指ほどの長さと大きさをしている一対の器官で、記憶を一時的に保存しています。

　通常、ワーキング・メモリーは7±2という数字によって支配されます。つまり、人間の脳は一度に5個から9個しか記憶できないのです。電話番号を記憶できるのも、長期記憶である市外番号を除いた番号が7〜8桁になっているからです。

　それではここで、「海馬トレーニング」と呼んでいる短期記憶を鍛えるトレーニング法をご紹介しましょう。メモ用紙に7〜9桁の数字を記入して、すぐに裏返して5秒経過した後に、その数字をメモ用紙の裏側に記入します。この作業を日常生活の中に組み込むだけで、あなたの短期記憶は鍛えられるでしょう。

5週目

5分間でさらに記憶力を強化する

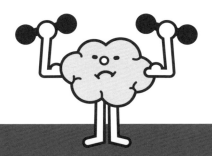

29日目 5週目 ※答えは92ページ

Q1 次の図の中に、立方体はいくつあるでしょうか。ただし、見えていない箇所も、すべて立方体で埋まっているものとします。

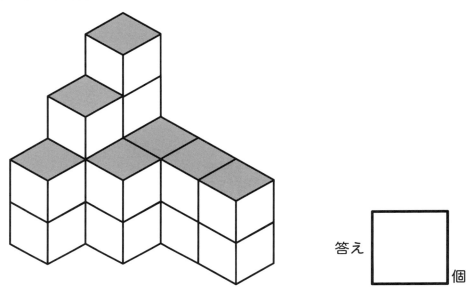

答え ☐ 個

Q2 次の選択肢の中から❶〜❹の対義語として最も適切なものを選んで、空欄に記入してください。

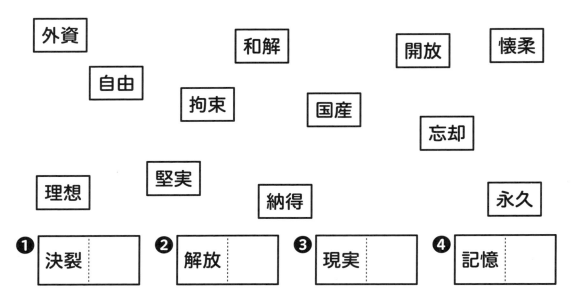

❶ 決裂 ☐   ❷ 解放 ☐   ❸ 現実 ☐   ❹ 記憶 ☐

Q3 次の❶〜❺にあてはまる岬の名前を（　　）内に記入してください。

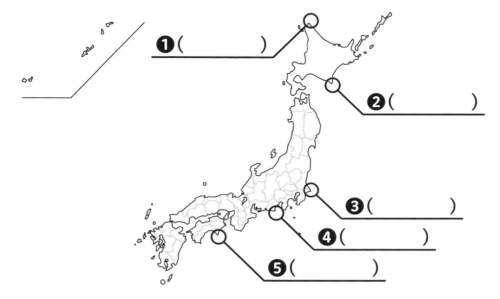

❶（　　　　　）
❷（　　　　　）
❸（　　　　　）
❹（　　　　　）
❺（　　　　　）

Q4 次の図は、ある規則に従って並んでいます。?に入るのは、Ⓐ〜Ⓓのうちどれでしょう。

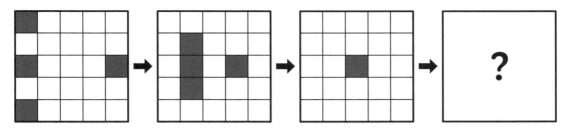

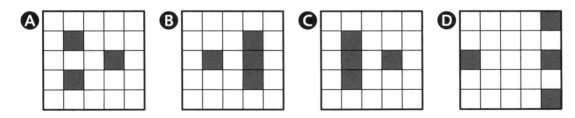

30日目 5週目 ※答えは92ページ

Q1 ❶〜❸の図の左上と右下を掛けた数から、右上と左下の数字を掛けた数を引くと、いくつになるでしょうか。

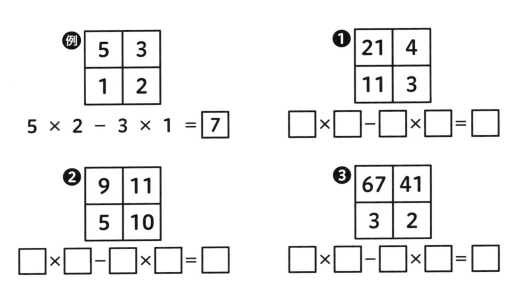

Q2 次の文章に合う適切な接続詞を、下の選択肢から選んで（　　）内に記入してください。

❶今日は雨が降っている。(　　)、傘を持って行こう。

❷私は人混みが嫌いだ。(　　)、今日は避けられそうにない。

❸息子が桃を贈ってくれた。(　　)、あんずも入っていた。

❹今晩は焼き肉にしますか。(　　)しゃぶしゃぶにしますか。

❺明日は自由な服装でお越しください。(　　)、ジーパン・サングラスはお控えください。

| でも | それとも | だから | しかも | ただし |

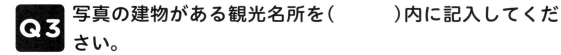

Q3 写真の建物がある観光名所を（　）内に記入してください。

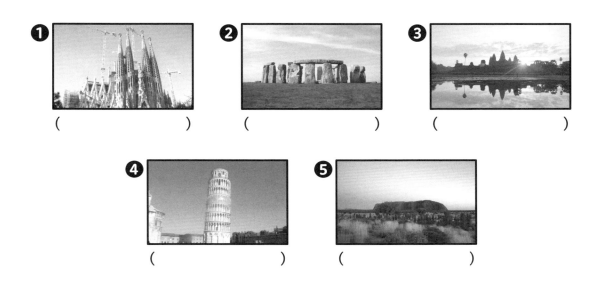

❶（　　　　　）　❷（　　　　　　　）　❸（　　　　　　　）

❹（　　　　　　　）　❺（　　　　　　　）

Q4 次の図形を点線に沿って2つに分割し、まったく同じ形にする場合、どこで切り離せばよいでしょうか。ひっくり返して同じ形になってもかまいません。

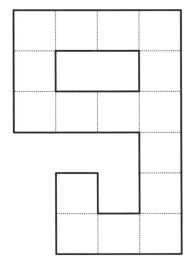

31日目 5週目 ※答えは93ページ

Q1 A君が1400円、B君は700円持っています。A君がB君にいくらかあげたので、A君とB君の持っているお金の比は4：3になりました。A君はB君にいくら渡したのでしょうか。

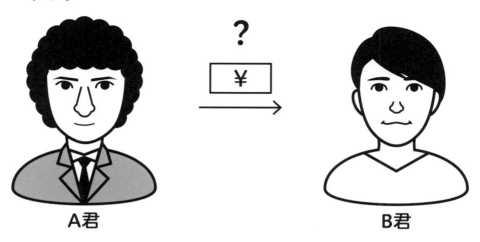

A君　　　　　　　　B君

Q2 次の下線部分の読みを答えましょう。

❶会社員の傍ら、大学院入学のため勉学に励む。

❷住民票抄本の提出をお願いします。

❸顔の輪郭が父親にそっくりだ。

❹今晩一献、いかがですか。

❺「あの頃は良かった」と、昔を懐古する。

Q3 次の❶〜❺の名称を（　　）内に記入してください。

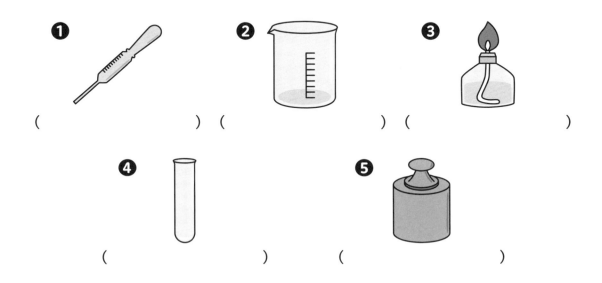

Q4 次のように、20個の数字が配置されています。?に入る数字は何でしょうか。

8 7 3 2 4
3 2 4 8 7
7 3 2 4 8
4 ? 7 3 2

答え

5週目 解答

29日目

Q1

17個

Q2

❶和解
❷拘束
❸理想
❹忘却

Q3

❶宗谷岬（そうやみさき）
❷襟裳岬（えりもみさき）
❸犬吠埼（いぬぼうさき）
❹御前崎（おまえざき）
❺室戸岬（むろとみさき）

Q4

Ⓑ

塗りつぶされた■は1マスずつ矢印の方向に動きます。

30日目

Q1

❶ $21 \times 3 - 4 \times 11 = 19$
❷ $9 \times 10 - 11 \times 5 = 35$
❸ $67 \times 2 - 41 \times 3 = 11$

Q2

❶だから
❷でも
❸しかも
❹それとも
❺ただし

Q3

❶サグラダファミリア
❷ストーンヘンジ
❸アンコールワット
❹ピサの斜塔
❺エアーズロック（ウルル）

Q4

5分間でさらに記憶力を強化する　5週目

31日目

Q1

200円

B君にお金をあげた後のA君の手持ちの金額は、$2100 \times \frac{4}{7} = 1200$（円）です。
つまりA君がB君にあげたのは、$1400 - 1200 = 200$（円）です。

Q3

❶スポイト
❷ビーカー
❸アルコールランプ
❹試験管
❺分銅

Q2

❶かたわ（ら）
❷しょうほん
❸りんかく
❹いっこん
❺かいこ

Q4

8

横の列はすべて８７３２４という順番で並んでいます。

Column

右利きでも、左手を積極的に使えば脳は活性化する

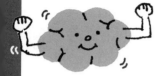

　あなたの体は左半身を右脳が、そして右半身を左脳がコントロールしています。ですから右利きの人は、右手はもちろん、右半身を優先的に使用するため、左脳主導の日常生活を送っていることになります。

　日常生活で頻繁に使うものに携帯電話がありますが、多くの右利きの人が右手を優先的に使用して携帯電話を扱っています。もちろん、その理由は単純にそのほうが扱いやすいためですが、実は利き手ではなく、慣れない左手を積極的に使うことが、脳の活性化に貢献してくれるのです。

　たとえば、卓球の福原愛選手は歯ブラシや箸を積極的に左手で扱っていましたし、プロゴルファーの片山晋呉選手も、積極的に左利きのスイングの練習に取り入れています。つまり、慣れない動作をすることにより、脳はオートマチックモードからマニュアルモードに切り替わり、活性化するのです。

1．右利きの人は左手で歯ブラシ、くし、箸、ペン、携帯電話等を積極的に扱いましょう。
2．ズボンや靴をはくときは、反対側の足からはきましょう。
3．携帯電話を普段と反対側の耳にあてて通話しましょう。

　以上の動作を日常生活の中に組み込みましょう。それだけであなたの脳は活性化します。

6週目

5分間で心身ともに

10歳若返る!

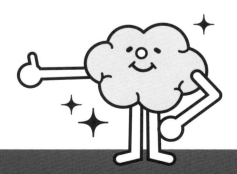

32日目 6週目 ※答えは108ページ

Q1 次の図の中に、立方体はいくつあるでしょうか。ただし、見えていない箇所も、すべて立方体で埋まっているものとします。

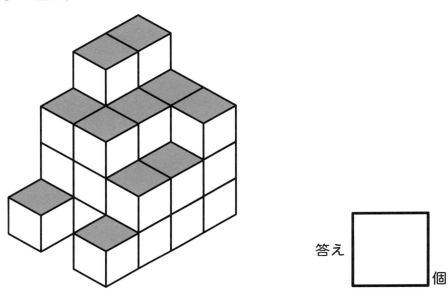

答え □ 個

Q2 次の選択肢の中から❶～❹の類義語として最も適切なものを選んで、空欄に記入してください。

明朗　台本　真実　賃金
曲解　　　　　　　債券
　　　　快活
　　許諾　　　　新鮮
賞与　　読書　　　資料

❶ 給料　❷ 誤解　❸ 活発　❹ 脚本

Q3 次の各県の県庁所在地はどこでしょう。

❶ 埼玉県 ―（　　　　　）市

❷ 三重県 ―（　　　　　）市

❸ 滋賀県 ―（　　　　　）市

❹ 山梨県 ―（　　　　　）市

❺ 愛媛県 ―（　　　　　）市

Q4 次の中に、1つだけ種類の異なる楽器があります。それは、どれでしょう。

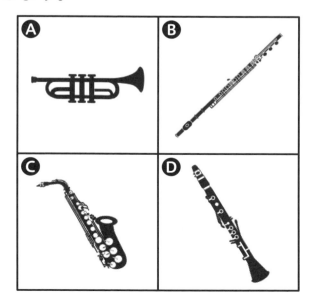

33日目 6週目 ※答えは108ページ

Q1 道の片側に35本の木が等間隔に植えられています。それらの木と木の間にそれぞれ3本ずつ別の木を植えた場合、木は全部で何本になりますか。

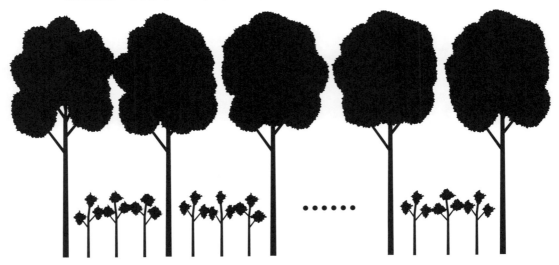

Q2 例にならい、上の漢字の一部に共通の部首を付け加えて漢字を作ってください。

例
責 → 積
口 → 和
火 → 秋

部首名　のぎへん

① 妾 → ☐　寺 → ☐　罙 → ☐

部首名

② 主 → ☐　昔 → ☐　二 → ☐

部首名

Q3 写真の昆虫の名前を（　　　）内に記入してください。

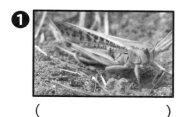
❶
（　　　　　）

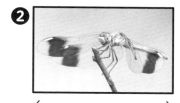
❷
（　　　　　）

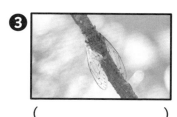
❸
（　　　　　）

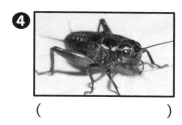
❹
（　　　　　）

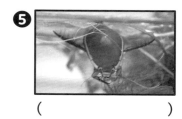
❺
（　　　　　）

Q4 次の歴代総理の名前と出身地を線で結んでください。

安倍晋三　　・　　　・広島県

田中角栄　　・　　　・神奈川県

小泉純一郎・　　　・新潟県

村山富市　　・　　　・大分県

池田勇人　　・　　　・東京都

34日目 6週目 ※答えは109ページ

Q1 図のような立方体を、小さな立方体27個を組み合わせて作りました。この立方体の表面（地面に触れている面も含む）をペンキで塗りました。その後バラバラにして小さな立方体にしたとき、全く何も塗られていない小さな立方体は、いくつあるでしょうか。

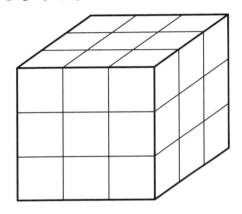

Q2 次の空欄に漢字を入れて、四字熟語を完成させてください。

① □□剛健
② □辞麗□
③ 有□転□
④ 風□□媚
⑤ 異□同□

Q3 次の名作の作者を選択肢から選んで（　　）内に記入してください。選択肢には不要なものも含まれています。

❶『細雪(ささめゆき)』の作者は（　　　　）である。

❷『学問のすゝめ』の作者は（　　　　）である。

❸『みだれ髪』の作者は（　　　　）である。

❹『檸檬(れもん)』の作者は（　　　　）である。

❺『耳なし芳一(ほういち)』の作者は（　　　　）である。

Ⓐ 小泉八雲　　Ⓑ 国木田独歩　　Ⓒ 梶井基次郎　　Ⓓ 谷崎潤一郎
Ⓔ 与謝野晶子　　Ⓕ 福沢諭吉

Q4 次の2枚のイラストには、違うところが5つあります。それはどこでしょうか。探して右の図に○をつけてください。

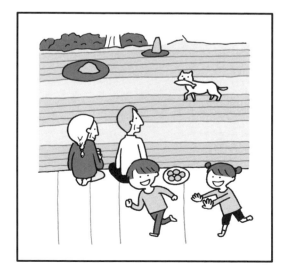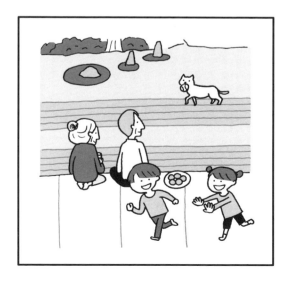

101

35 日目 6週目 ※答えは109ページ

Q1 ❶～❸の図の左上と右下を足した数と、右上と左下の大きい数字から小さい数字を引いた数を足すと、いくつになるでしょうか。

例

7	2
9	3

$(7 + 3) + (9 - 2) = \boxed{17}$

❶

8	2
24	16

$(\Box + \Box) + (\Box - \Box) = \Box$

❷

11	56
8	4

$(\Box + \Box) + (\Box - \Box) = \Box$

❸

34	5
21	3

$(\Box + \Box) + (\Box - \Box) = \Box$

Q2 次の文字を並べ替えて、ことわざを作ってください。

❶ | み | ぶ | う | に | ま | ん | ね | の | つ | み |

❷ | ん | ま | う | ん | せ | せ | み | や |

❸ | む | ね | き | を | そ | う | ゅ | か | こ |

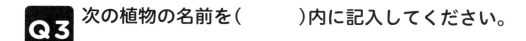

Q3 次の植物の名前を（　　）内に記入してください。

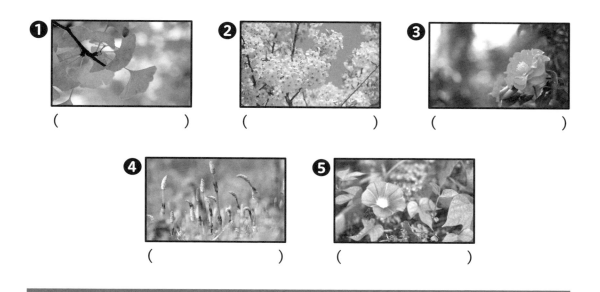

Q4 次の図は、ある規則に従って並んでいます。?に入るのは、Ⓐ～Ⓓのうちどれでしょう。

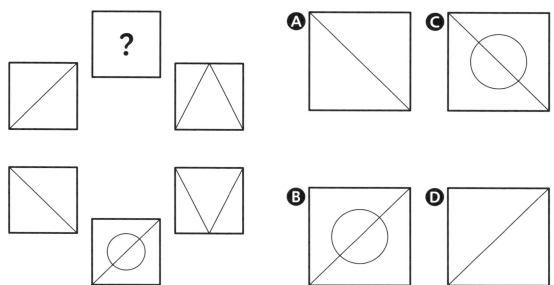

36日目 6週目 ※答えは110ページ

Q1 次の図形をミシン目に沿って2つに分けた後、同じ形にする場合、どこで分けるとよいでしょうか。裏返して同じ形になってもかまいません。

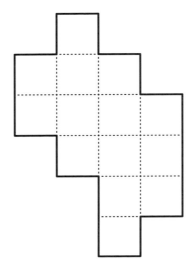

Q2 次の空欄に漢字を入れて、四字熟語を完成させてください。

❶ □□無実
❷ 難□□落
❸ 一騎□□
❹ □□両断
❺ □気□合

Q3 次のイラストは、どの都道府県の名産品でしょうか。（　　）内に都道府県名を記入してください。

❶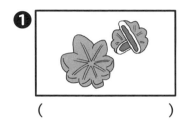
（　　　　　　）

❷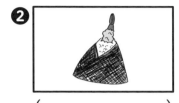
（　　　　　　）

❸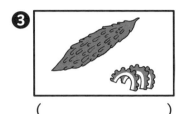
（　　　　　　）

❹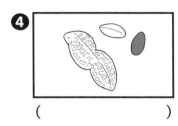
（　　　　　　）

❺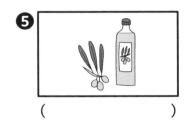
（　　　　　　）

Q4 次の歴史上の人物と、その人が生きた代表的な時代を線で結びましょう。

清少納言・　　　・飛鳥

源頼朝　・　　　・鎌倉

千利休　・　　　・江戸

徳川家康・　　　・安土・桃山

聖徳太子・　　　・平安

37日目 6週目 ※答えは110ページ

Q1 今年兄は14歳で、弟は8歳です。兄の年齢の4倍が弟の年齢の5倍になるのは、今から何年後でしょうか。

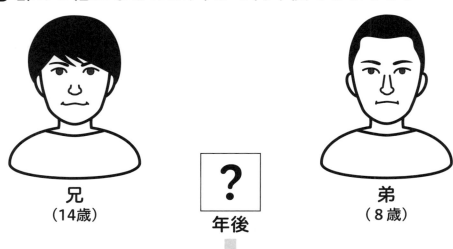

兄の年齢×4＝弟の年齢×5

Q2 次の選択肢の中から❶〜❹の対義語として最も適切なものを選んで、空欄に記入してください。

吸入	発散	広域	寛大	往路
理性	運動	怒号	一般	
		厳格		片道

❶ 往復　　❷ 感情　　❸ 寛容　　❹ 特殊

Q3 動物の名前が付く県名を4つ挙げてください。

（　　　　　）県
（　　　　　）県
（　　　　　）県
（　　　　　）県

Q4 図の正六角形の中に直線を3本引いて、正方形を3つ作ってください。

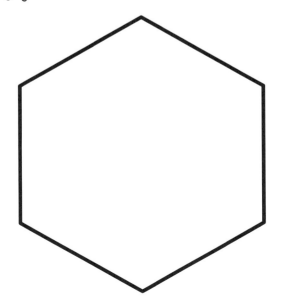

6週目 解答

32日目

Q1

29個

Q2
1. 賃金
2. 曲解
3. 快活
4. 台本

Q3
1. さいたま
2. 津
3. 大津
4. 甲府
5. 松山

Q4

A （トランペット）

B **C** **D**はすべて木管楽器で、**A**のトランペットのみ金管楽器です。

33日目

Q1

137本

35本の木の間のスペースは34あるので、新しく植えた木の数は34 × 3 = 102本です。元の35本と合わせると、木の数は102 + 35 = 137本です。

Q2
1. 接 持 探　てへん
2. 住 借 仁　にんべん

Q3
1. バッタ
2. トンボ
3. セミ
4. コオロギ
5. ゲンゴロウ

Q4

安倍晋三	広島県
田中角栄	神奈川県
小泉純一郎	新潟県
村山富市	大分県
池田勇人	東京都

5分間で心身ともに10歳若返る！ **6週目**

34日目

Q1

1個

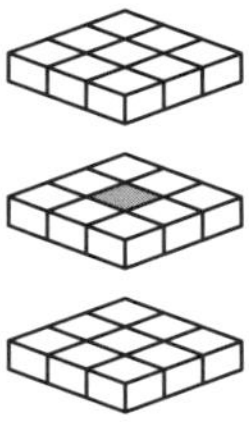

図のように立方体を3つに分けると、まったくペンキが塗られていないのは中心部の1個だけであることがわかります。

Q2

❶質・実（質実剛健）
❷美・句（美辞麗句）
❸為・変（有為転変）
❹光・明（風光明媚）
❺口・音（異口同音）

Q3

❶ Ⓓ谷崎潤一郎
❷ Ⓕ福沢諭吉
❸ Ⓔ与謝野晶子
❹ Ⓒ梶井基次郎
❺ Ⓐ小泉八雲

Q4

1つ多い
線がない
線がない
床に線がない

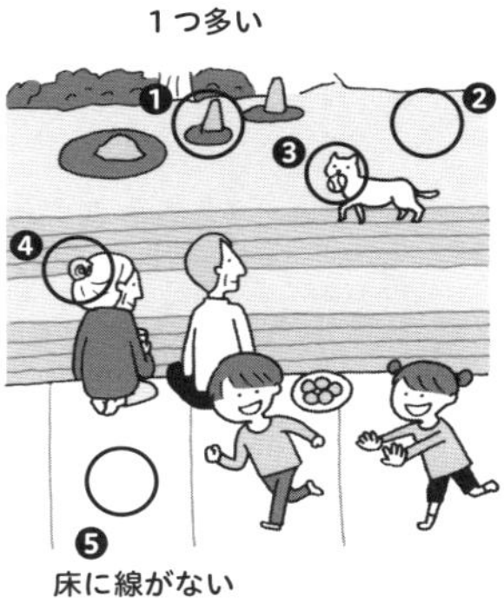

35日目

Q1

❶（8 + 16）+（24 − 2）= 46
❷（11 + 4）+（56 − 8）= 63
❸（34 + 3）+（21 − 5）= 53

Q2

❶うまのみみにねんぶつ
❷うみせんやません
❸きゅうそねこをかむ

Q3

❶イチョウ
❷サクラ
❸ツバキ
❹ツクシ
❺アサガオ

Q4

Ⓒ

上下に並ぶ図形は、それぞれ対称形です。

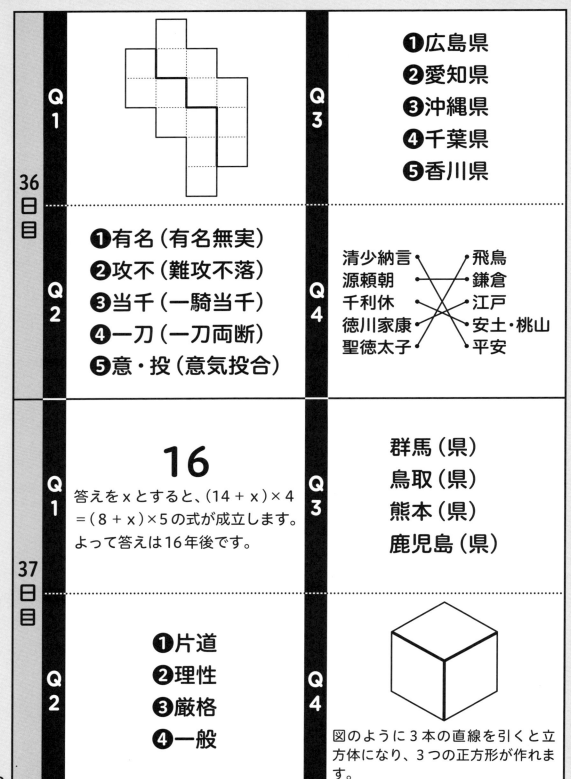

おわりに
「速読と速歩」が心身の健康を手に入れるカギ

　私は2017年8月に70歳（古希）を迎えましたが、おかげさまで、これまで70年間、入院歴は一度もなく、周囲の人たちからも「10歳は若く見える！」とお世辞交じりに言われて、まんざらでもないと悦に入っています。

　もちろん日頃から、積極的に心身の若さを維持する努力を行なっています。

　キーワードは「速度」です。

　日々、速読や速歩といった作業を習慣化させて脳に負荷をかけています。

　まず、速読です。

　私は本を読むとき、最初に読破する時間を決めます。通常、ビジネス書なら1時間で読破すると決めています。つまり、180ページの本なら単純に1ページにかける時間は20秒になります。もちろん、すべてのページに同じ時間をかけるわけではありません。重要だと感じるページはじっくり読みますし、それほど重要だと感じないページは時間を短縮して次のページに移行します。特に速読のトレーニングをしたわけではなく、読書量を増やすことによって、自然と身についた特技です。

　次に、速歩です。

　私は出張のない日は毎日30分の速歩を義務付けています。この習慣を身につけようと思ったのは、シドニーに住む70歳以上の男性被験者1705人を対象にしたオーストラリアの調査研究がきっかけです。速歩の習慣を身につけているグループが、通常の歩行をしているグループよりも寿命が1.23倍延びたことが報告された論文を読んだのです。

　ぜひあなたも速読と速歩の習慣を身につけてください。そうすれば、脳の活性化と心身の健康を手に入れることができるでしょう。

2018年7月　児玉光雄

児玉光雄（こだま・みつお）

1947年兵庫県生まれ。脳活性トレーナー。追手門学院大学特別顧問。臨床スポーツ心理学者。
京都大学工学部卒業後、住友電気工業研究開発本部に勤務。その間、カリフォルニア大学ロサンゼルス校（UCLA）大学院にて工学修士号を取得。その後、米国オリンピック委員会スポーツ科学部門本部で、最先端のスポーツ科学の研究に従事する。帰国後はトッププレーヤーのメンタルトレーナーとして、独自のイメージトレーニング理論を開発するとともに、1982年に株式会社スポーツ・ソフト・ジャパンを設立。プロスポーツ選手を中心に、右脳開発トレーニングに携わる。鹿屋体育大学教授を経て、現在は追手門学院大学特別顧問。日本スポーツ心理学会会員。
主な著書に『ボケない人になるドリル　認知症を遠ざける、楽しい頭のストレッチ』『ボケない人のスピード！脳トレ　1日10分で頭が冴える』（以上、河出書房新社）、『IQに好影響！こども右脳ドリル』（東邦出版）、『大谷翔平86のメッセージ　才能が目覚める、活かせる』（三笠書房）などがあり、合計180冊以上にのぼる。

◆ホームページ　　http://www.m-kodama.com
◆フェイスブック　https://www.facebook.com/mitsuo.kodama.9
◆ツイッター　　　https://twitter.com/mitsuo_kodama

参考文献
『ボケない人になるドリル』児玉光雄・著（河出書房新社）
『脳を鍛える　書き込み式地図ドリル』児玉光雄・監修（成美堂出版）
『大人の算数パズル　計算ストレッチ』稲葉直貴・著（すばる舎）
『60歳からのボケないための脳力テスト』篠原菊紀・監修（永岡書店）
『1年遊べるパズルの本』芦ケ原伸之・著（ゴマブックス）
『ギネスとっておきパズル』ロバート・イースタウェイ、デイビッド・ウエルズ・著（講談社）

「解くだけ」で脳が10歳若返る！
5分間脳トレ

2018年7月18日　第1刷発行

著　者　　児玉光雄
発行者　　長坂嘉昭
発行所　　株式会社プレジデント社
　　　　　〒102-8641
　　　　　東京都千代田区平河町2-16-1
　　　　　平河町森タワー13階
　　　　　電話　編集（03）3237-3732
　　　　　　　　販売（03）3237-3731

ブックデザイン　　藤塚尚子（e to kumi）
イラスト　　　　　村山宇希（ぽるか）
ＤＴＰ　　　　　　横内俊彦（ビジネスリンク）
編集協力　　　　　大島永理乃
編　集　　　　　　渡邉崇
販　売　　　　　　桂木栄一　高橋徹　川井田美景　森田巌　遠藤真知子　末吉秀樹
印刷・製本　　　　図書印刷株式会社

©2018 Mitsuo Kodama
ISBN 978-4-8334-2284-0
Printed in Japan
落丁・乱丁本はお取り替えいたします。恐れ入りますが、弊社までご返送ください。